U0297134

因为一块神奇的古玉，小茯苓吃到了一碗不一样的饺子；因为这块神奇的古玉，小茯苓和仙草探险队的小伙伴们在一次冒险之后，有幸认识了一位医术高超的"先生"。

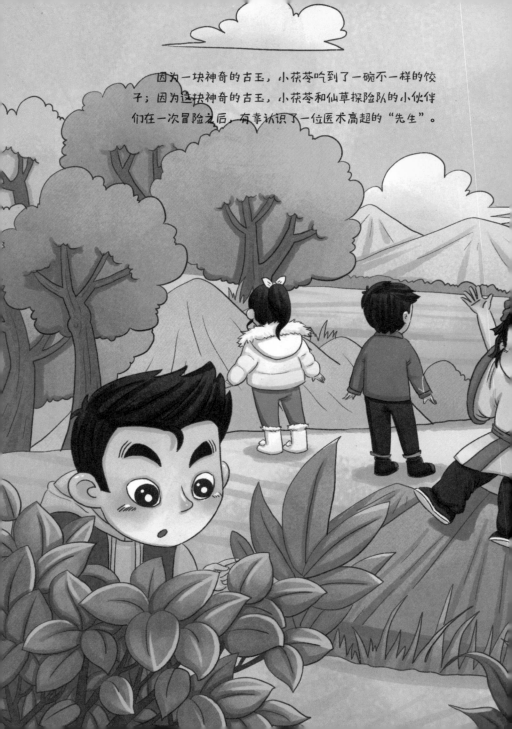

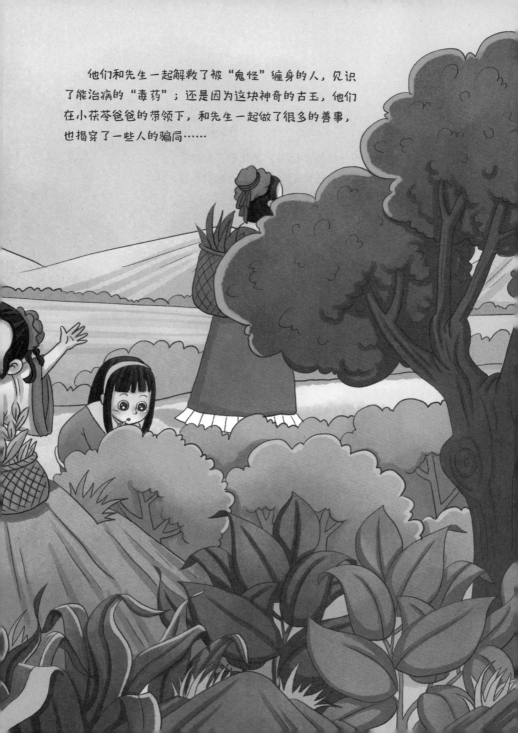

他们和先生一起解救了被"鬼怪"缠身的人，见识了能治病的"毒药"；还是因为这块神奇的古玉，他们在小茯苓爸爸的带领下，和先生一起做了很多的善事，也揭穿了一些人的骗局……

饺子有什么不一样的来历吗？真正的"鬼怪"又是谁呢？小茯苓和小伙伴们能与先生一起打败这些"鬼怪"吗？

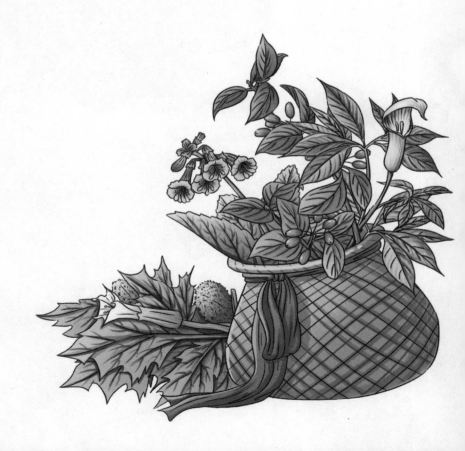

目录

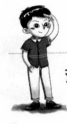

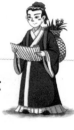

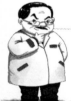

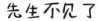

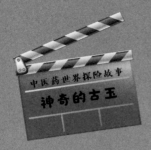

中医药世界探险故事

神奇的古玉

人物介绍

- 小茯苓
- 林夏夏
- 田小七
- 毛毛
- 邱爸爸
- 张仲景
- 山药蛋
- 假博士
- 瘦子

小茯苓

　　爸爸是位中医大夫，给她起了个名字——小茯苓，希望她能像松树旁的茯苓一样充满灵气。小茯苓从小就与别人不一样，她的小脑袋里充满了各种稀奇古怪的想法，总是做着与众不同的事情。在小伙伴心目中，她是个标准的女汉子，路见不平，拔刀相助，但有点小粗心，也有些小急躁。

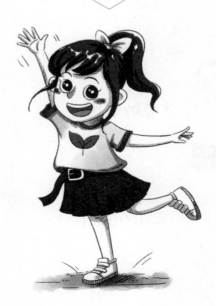

林夏夏

　　毛毛口中的"大小姐"，大家心中的乖乖女，胆子小，身体弱，刚开始探险时，总会出一些让人担忧的状况。这样一个文静胆小的女孩子，能跟随小伙伴们完成探险任务吗？

田小七

　　小荻苓心中的偶像，高高的帅小伙，爱帮助别人，幽默风趣，知识渊博。虽然看起来很自信，但害怕失败，不敢挑战新事物，只愿意做那些有把握的事情，小荻苓能改变他吗？

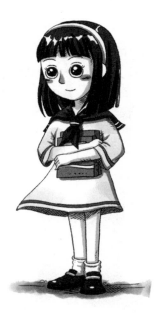

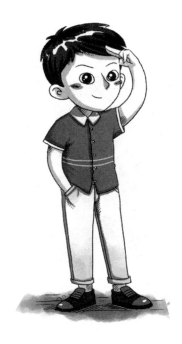

毛毛

小伙伴心目中标准的调皮孩子，自认为是个学渣，但好奇心强。在探险的过程中，他状况百出，却也领悟到知识的神奇魅力，面对强悍自己多倍的敌人，他能否化险为夷呢？

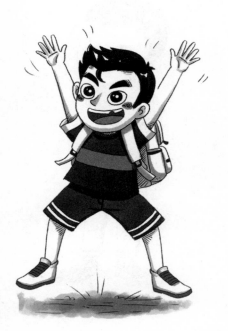

邱爸爸

小茯苓的爸爸，一位中医大夫。工作之余，他经常去贫困山区义诊，不仅有着精湛的医术，更有一颗慈善的内心。

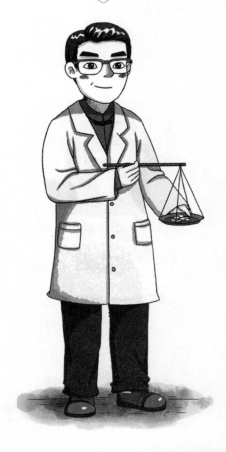

张仲景

知识渊博，有着高超的医术。反对巫术，更痛恨用假药害人的骗子们。

山药蛋

一个被张仲景救活的孩子，从此跟着张仲景采药看病，略懂一点武功的皮毛，聪明可爱。遇到了小茯苓他们，产生了很多的碰撞，惹出了很多的笑话。

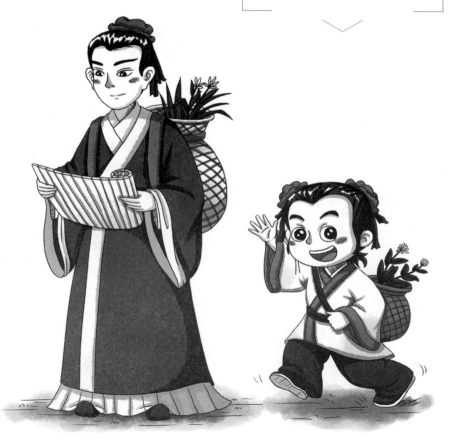

假博士

反面角色，靠造假药和假保健品骗人害人。一个偶然的机会被孩子们揭穿了骗局，怀恨在心。在发现了古人的秘密后，又认定这是一个可以疯狂敛财的机会，于是开始了可怕的报复和破坏行动。

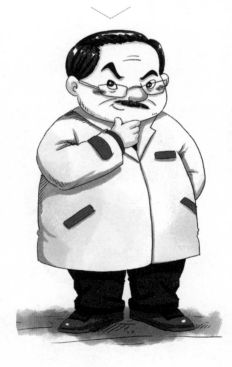

瘦子

反面角色，假博士的帮凶。

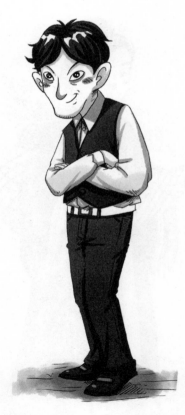

冬至的饺子

12 月 23 日，寻常而又寒冷的一天。

放学后，小茯苓一进家门，就看见妈妈在厨房里忙活着。再仔细一看，呵！妈妈搞得这阵仗可真不小，面板、菜板、面盆、菜盆，摆了一桌子。

"妈妈，这是要做什么大餐啊？！"小茯苓问，正在调肉馅的妈妈抬起头回答说："今天冬至，包饺子。"

"真难得！竟然不是速冻饺子。"小茯苓一边小声嘀咕着，一边走进了自己的房间。

在这个父母工作都挺忙的家里，能吃到的饺子基本上都是超市里的速冻饺子。当然，过年除夕的饺子例外。

爸爸经常在医院里值班，有时候，爸爸下班时，小茯苓已经睡着了，而当她早上起床时，爸爸又早早地去医院上班了。

小茯苓经常在没有爸爸的早餐桌上一边叹气一边悠悠地说："爸爸对病号比对妈妈和我还要好，一个电话，说到就到！唉，我都想去医院当爸爸的病号了……"

妈妈的工作也比较忙，但好在不需要值夜班。所以，小茯苓的日常大多是在与妈妈的"斗智斗勇"中度过的！

"今天是什么特殊的日子，妈妈竟然自己动手包饺子。"小茯苓一边想着，一边半躺在自己房间里那张年代久远的古床上，一条腿还在床边晃悠着，打算稍微休息一下再起来"对付"老师布置的期末考试前的复习题。一想到做题，小茯苓就感觉好困，不知不觉睡着了。

"轰隆隆"，小茯苓被一阵震耳欲聋的雷声惊醒了，窗户忽然开了，窗外电闪雷鸣，狂风大作，书桌上的纸被吹得到处都是。小茯苓赶紧爬起来，跑过去关窗户。突然，一道闪电横空劈来，小茯苓感觉就要劈到自己身上了，吓得赶紧一躲，闪电劈到了古床上，产生了一个巨大的、熊熊燃烧的火球，床头挂着的玉佩也随着剧烈地摇晃了起来。

小茯苓害怕极了，呆立在那里。火球越来越大，伴随着一声巨响，火球崩裂，火花四射，古床突然消失，玉佩的中间出现了一道光环，光环慢慢变大。小茯苓突然感觉到一股无形的神秘力量，将她瞬间吸了进去……

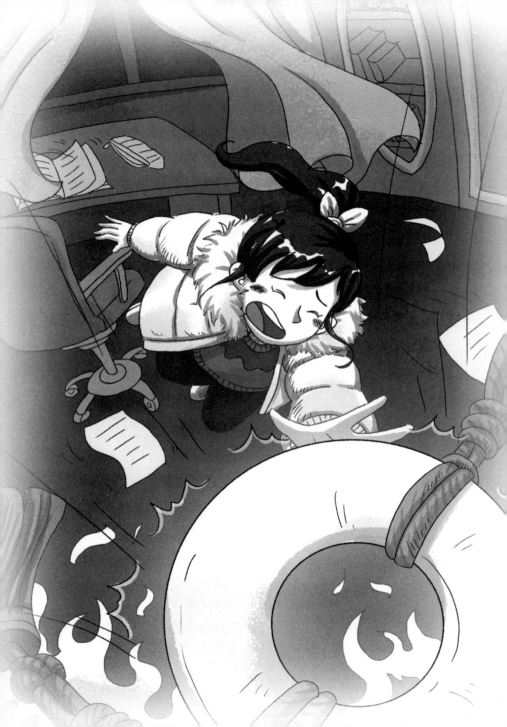

时空之门

也不知过了多长时间，小茯苓被冻醒了。她睁开眼睛，发现自己躺在一片雪地上，她那张超级舒服的大床不见了，就更别提自己那开着暖气的房间了。

经历过之前一系列"离奇"事件后，小茯苓的神经也是相当强大了。她一边揉着眼睛，一边嘟囔着："我这是到哪儿了呀？"心里却几乎没有什么害怕的感觉。

不过，小茯苓可以百分之二百地确定，这次绝对不是进入了自己的身体里面，这冰天雪地的，如果是在自己的身体里面，那还不成了速冻人了！

"幸亏我懒了点儿，没脱羽绒服就躺床上了，否则我这睡个觉都能又被扔回到外面，还不得冻成冰棍啊！"小茯苓总是个乐天派，她吸吸鼻子，站起来拍了拍身上的雪，地上实在是太凉了！

　　小茯苓看了看周围，郁闷了，看来被这"玉"给扔得有点远，这明显都不在市区了嘛。高楼大厦、车水马龙全都不见了，空旷的雪地上，只有孤零零的几棵树，刺骨的寒风在耳边"呼呼"地刮着，两只耳朵冻得生疼。

　　小茯苓赶紧搓了搓耳朵，又把羽绒服的帽子扣到头上，原地蹦了几下，好像这样就能把寒气给蹦走一样，帽子边上的一圈毛毛一抖一抖的，像只小白熊。然后她就顺着一条隐隐约约的小路向前走去。

　　走了一会儿，小茯苓看见有人影了，走近一看，"古装啊！"小茯苓看着这个人的衣服，心想自己是不是被"扔"到某个古装剧的拍摄现场来了。

　　"这肯定是个路人甲，穿得一点都不帅！"小茯苓一边走一边盯着那个人看。这时，"路人甲"也发现了小茯苓，他的表情明显就很不淡定了，像是看到怪物一样地盯着小茯苓，眼睛瞪得老大，嘴巴好像也惊得闭不上了。

　　看着"路人甲"的表情，小茯苓突然一拍脑袋，"我是不是误闯到人家的镜头里，穿帮了？"想到这儿，小茯苓连忙低头往后退，嘴里说着："对不起！大叔，对不起！我不是故意的。"

小茯苓一边道歉，一边退了好几步，然后抬起头来，她还从来没有亲眼见过拍片现场呢，此时好奇心占了上风。可是小茯苓往周围看了一圈，也没见到摄像机什么的，只见"路人甲"还是一副发现怪物般的表情呆在原地。

这就奇怪了！小茯苓又重新回到"路人甲"面前，咽了一下口水，问道："那个……大叔，不是拍片？那是……cosplay（角色扮演）？看您这装扮，难道是'梦幻三国'？"小茯苓并不热衷网络游戏，但经常听毛毛和其他男生提起，也见他们趁老师不注意时偷偷玩过，所以对"路人甲"的这身汉服装扮倒也不太陌生。

听见小茯苓的话，"路人甲"大叔眨了眨眼睛，但表情显得更惊讶了。他指着小茯苓结结巴巴地问："你是什么怪物？"

小茯苓不高兴了，嘟着嘴反问道："什么叫怪物，我哪里像怪物了？"

"路人甲"好像真的被吓到了，撒腿就跑，嘴里还大声喊着："怪物啊！怪物啊！"

小茯苓差点就原地"石化"了，这人什么眼光啊，自己虽然算不上倾国倾城，但也不至于像个怪物吧？！真是太受伤了！

　　小茯苓正想着，突然又听见好几个人说话的声音，仔细一看，"路人甲"好像带了几个人又回来了。

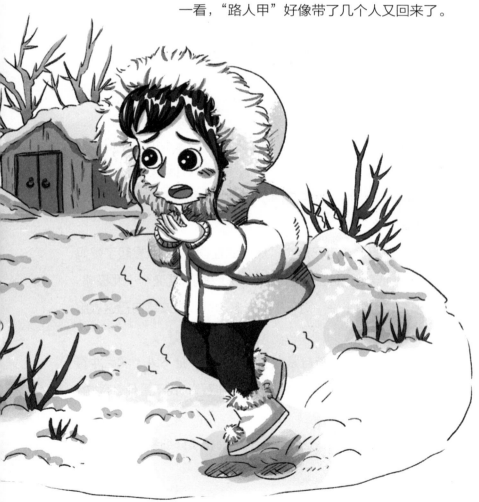

冻耳朵

　　多了几个人壮胆，"路人甲"大叔看起来不那么害怕小茯苓了，他手里拿着一根棍子，指着小茯苓对其他人说："就是这个像熊的怪物！"然后又冲小茯苓喊："你到底是什么东西，来这里干什么？"

　　小茯苓听他说自己是个"像熊的怪物"，突然想起了妈妈有时调侃她穿上这件白色羽绒服再戴上帽子，就像个小北极熊。对，现在这天黑乎乎、阴乎乎的看不清楚，应该是自己这衣服让他们误会了。

　　想到这儿，小茯苓赶紧把羽绒服的帽子扯下来，然后冲着那几个人说："别误会，别误会，你们仔细看看，我不是什么怪物，我是人啊！"

　　听见小茯苓的话，这几个人又往前凑凑仔细看了看，脸上紧张的表情稍微缓和了一些，"好像是个小姑娘"，有人说道。"对，对！我就是个小姑娘，不是什么怪物。"小茯苓连忙说。生怕自己说晚了解释不清楚，这些人再把手里的"家伙什儿"都招呼到自己身上，心想就自己这小身板儿可扛不住那些棍棒。

"你这小姑娘是从哪里来的？打扮得很古怪，说话也奇怪得很。""路人甲"大叔问道。

小茯苓撇了撇嘴，心想："是你们打扮得才古怪，好不？我这身衣服已经普通得不能再普通了，要不在禁穿'奇装异服'的学校里，老师还不得把我赶回家换衣服啊！"

但现在这情况让她有点混乱，自己的穿着好像很不"主流"。如果他们不是在拍古装剧，也不是 cosplay，难道是……穿越了？

小茯苓被自己的猜测吓了一跳。她怯怯地问道："请问现在的年号是？"

"你连现在是哪一年都不知道？建安。""路人甲"大叔又带着看"怪物"的眼神回答道。

天呐！真的是穿越了！小茯苓现在的感觉是欲哭无泪，她被那"玉"给

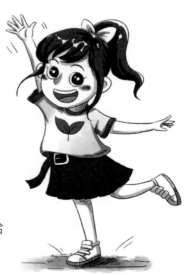

扔回到汉代去了，曾经在电影电视里的看到的情节竟然发生在自己身上了？

但很快，乐天派的小茯苓就镇定了下来。既来之，则安之。眼下的当务之急是先搞定这几个把自己当成怪物的人，然后再想怎么回去的事情。

小茯苓只好硬着头皮解释："那个，我真不是什么怪物，我是好人，只不过不是这里的人，我隐约记得走在路上晕倒了，不知道就被谁给带到这里来了。"

说完，小茯苓的身体还相当配合地打了个哆嗦，耳朵冻得好疼，她不由自主地用两手搓着耳朵，肚子也"咕咕"叫了两声。想到本来可以在家里吃妈妈包的热腾腾的饺子，现在却莫名其妙地到了这里，小茯苓的眼泪都出来了，她想到了今天刚在学校里学到的一个成语 ——"饥寒交迫"。

小茯苓这饥寒交迫的可怜样儿让"路人甲"们逐渐放下了戒备，他们凑近小茯苓，又"研究"了一会儿，说道："这兵荒马乱的，也是个可怜的孩子。"

这时，小茯苓也才能仔细打量眼前这几个人，他们应该都不是有钱人，衣服穿得很单薄，还有点破，根本不像游戏里的人物那样衣袂（mèi）飘飘，而且他们的耳朵看起来都受伤了。小茯苓搓着自己的耳朵，心想自己才刚来这里一会儿，耳朵就冻得生疼，他们一直在这里，耳朵肯定冻坏了，像是长冻疮了，有的还裂着口子，有的生了血痂，看起来都烂乎乎的。

他们见小茯苓在不停地搓耳朵，就七嘴八舌地说："她的耳朵也冻坏了，咱们也带她去喝一碗汤吧。"说完拉着小茯苓就往前走。

走了一会儿，小茯苓又看到了更多的古装人，他们都围在一口大锅旁边，有的端着碗在喝着什么。

小茯苓被几个人拥着到了锅前，"路人甲"冲一个拿大勺子的人说："这个小姑娘的耳朵也冻坏了，给她也来一碗汤吧。"

那人看着小茯苓愣了一下，可能也是对她的穿着感到奇怪，好在他没时间多想，有好多人等着他盛汤，他盛了一碗递给了小茯苓。

小茯苓端着这碗热气腾腾的汤，仿佛闻到了火锅的味道，汤里竟然还有两个饺子！小茯苓喝了一口汤，辣辣地，很香，又咬了一口饺子，好像是羊肉馅的，她实在是太冷太饿了，三两口就吃完了，汤也喝得干干净净，随后感觉身上好像暖和一些了。

"我还能再吃一碗吗？"小茯苓不好意思地问。"你就两个耳朵，明天再来吧。"掌勺大叔回答。

这时"路人甲"把小茯苓拉一边说："这是一个好心的郎

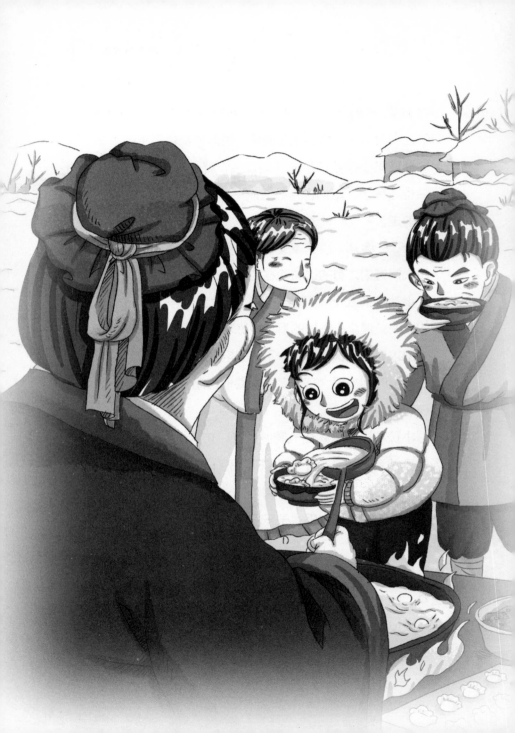

中看大家耳朵都冻伤了，做给我们喝的，锅里煮的有羊肉、花椒、姜和一些祛寒的药物，煮好后把这些东西捞出来，再用面皮包起来，做成耳朵形状的娇耳，再放回锅里煮熟，分给我们吃。听说这个叫祛寒娇耳汤，吃下去后可以让人浑身发热，血液通畅，两耳变暖。每人每天就一碗汤、两只娇耳，今天是冬至刚开始，明天还会有的，听说会一直舍到大年三十呢，到时候我们的耳朵应该就能治好了。"

小茯苓手里端着空碗，闭上眼睛，回味着刚才的味道，"好想再吃一碗啊！"

正想着，突然感觉有人在推她的肩膀，还听见头顶上传来一个熟悉的声音："那就赶快起来吃吧。"

饺子真好吃

小茯苓睁开眼睛，被妈妈靠近的脸吓了一跳。"赶快起来吃饺子了。你这孩子，回到家外套也不脱就躺床上睡着了，这样会感冒的……"见妈妈即将开启唠叨模式，小茯苓赶紧从床上爬了起来，心里想着："难道我是又做了一个梦吗？"

一出房间，小茯苓发现爸爸竟然很难得的也下班回来了，一家三口围坐在餐桌前，桌子上摆着热气腾腾的饺子，还有三碗饺子汤。

小茯苓看着这和梦里的"娇耳"相似的饺子，问爸爸："爸爸，为什么冬至要吃饺子呢？"

爸爸扶了一下眼镜，说："说起来，冬至吃饺子的习俗还和我们的医圣张仲景有关呢。他看冬天很多贫苦的老百姓因为寒冷把耳朵冻坏了，就研制了一个可以御寒的食疗方子，把羊肉和一些祛寒的药物放在锅里煮，熟了以后捞出来切碎，用面皮包成耳朵的样子，再放回锅中，用原汤将包好馅料的面皮煮熟。面皮包好后，样子像耳朵，又因为功效是为了防治耳朵冻伤，所以张仲景给它取名叫'娇耳'，这药就叫'祛寒娇耳汤'。张仲景让徒弟在冬至那天开始在一个空地搭了个棚子，支上大锅，为穷人舍药治病，每人一碗汤、两个'娇耳'。人们吃了'娇耳'，喝了汤，浑身发暖，两耳生热。一直舍到除夕，治好了很多人的冻耳朵。张仲景是在冬至这天开始为大家舍'祛寒娇耳汤'的，为了纪念他，从此人们在冬至这天都要包一顿饺子吃，并且都说，冬至这天吃了饺子，冬天耳朵就不会冻了。虽然现在很少有人吃'祛寒娇耳汤'了，但大家在冬至这天吃饺子的习俗却流传了下来。现在饺子的种类和形状也有了很大改进，有咱们中国人的地方就有饺子，饺子也成了阖家团圆的代表

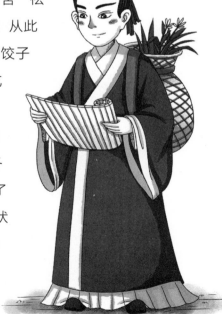

食物，但张仲景的名字却很少被人提到了。"

"哦，原来梦里大家说的那位好心的郎中就是医圣张仲景啊！"小茯苓一边想着，一边夹起一个饺子放到嘴里，"羊肉馅的！"竟然和"梦"里的"娇耳"是一样的馅，小茯苓第一次觉得羊肉馅饺子是如此美味，一口气吃了好几个，妈妈看得目瞪口呆的。"这孩子以前不是不太爱吃饺子吗？今天这是怎么了？"

"那是因为以前吃的都是速冻饺子，还有，今天是羊肉馅的。"小茯苓嘴里含着一个饺子嘟囔着。

这正是自己在"梦"里没吃够的羊肉馅饺子，现在有这么多摆在面前，当然要大快朵颐，吃个够啦。

爸爸的偶像

　　"埋头苦吃"了好一会之后，小茯苓才停下来满足地摸着自己的肚子，暖和又吃饱了的感觉真好！

　　吃饱之后，小茯苓好奇地问："爸爸，这位医圣张仲景，是个美食家吗？羊肉馅饺子真好吃！"

　　爸爸笑笑说："那你可就小瞧他了。张仲景可是东汉末年的著名医家，要不怎么会被我们尊称为'医圣'呢！他写的《伤寒杂病论》是中医四大经典之一，也是现存最早的临床医学著作。现在常用的很多有效的方子都是从

《伤寒杂病论》中借鉴而来的，也有很多名医是从学习研究这本书中的方子开始的。"

"哦，那张仲景就是爸爸的偶像喽。"小茯苓说。

"应该说他是很多中医人的偶像，当然包括我。"爸爸一脸认真地说，"张仲景虽然现在被尊称为'医圣'，但在当时并没有特别受到重视，再加上他生活在东汉末年，战乱频繁，所以他写成的《伤寒杂病论》也没有得到很好的保护和流传，尤其是在他去世之后，原书很快就失传了。后来是西晋的太医令王叔和偶然发现了一些残简，又将这部著作重新整理的。在传承的过程中把它分为了《伤寒论》和《金匮要略》两部分。"

"那当时为什么不多印几本呢？"小茯苓问。

"当时不要说印刷的技术了，就连造纸的技术也不

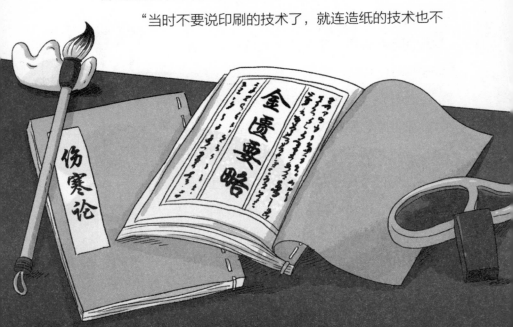

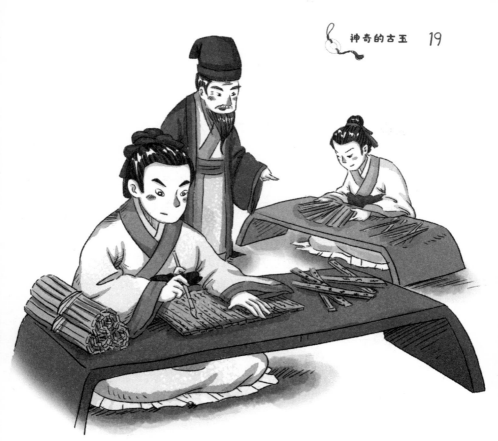

是很成熟，所以最初这本书应该是写在竹木简上的。"爸爸说，
"那我问你一个问题，你知道造纸术是什么时候出现的吗？"

小莜苓想了想，在学校里没有学，但好像在一本介绍中国
古代四大发明的连环画里看到过，"好像是一个叫蔡伦的人发
明的，是……汉朝？"

爸爸点了点头说："嗯，是东汉时期。所以那时候才刚刚
开始有造纸术，张仲景是不可能像现在这样方便地用纸来写

书的。他只能写到竹木简上，而且如果想再多一本，也只能一个字一个字地用手抄。这下你明白为什么古代的书有的会失传了吧？"

小茯苓若有所思地点了点头。当时这本书数量很少，又没有受到太多重视，但随着时间的推移，这部书的科学价值逐渐显露出来，被称为'方书之祖'，成为后世从医者人人必读的重要医籍。张仲景也因对医学的杰出贡献被后人称为'医圣'"。爸爸接着很有耐心地给小茯苓解释道。

小茯苓没想到这小小的饺子背后，竟然有这么多的故事。不过小茯苓开始对张仲景这个"医圣"有了很大的兴趣。她决定明天到学校后要向田小七显摆显摆，说不定他还不知道饺子的由来，更不知道"医圣"张仲景呢，那自己就又多了一项让田小七"刮目相看"的资本，说不定还可以一起再查找一些和张仲景有关的故事呢。

"要不要再和他说一下自己那个奇怪的梦呢？"小茯苓心里犹豫着。

"医圣"的故事

第二天，小茯苓早早地就来到了学校。课间，她故作神秘地跟林夏夏说："你知道为什么冬至要吃饺子吗？"

"饺子？"毛毛一听见吃的，立马就凑了过来。

小茯苓无语地仰了一下头，她其实是故意想让旁边的田小七听见这个问题的，结果却把毛毛给吸引了过来。

"我奶奶说，冬至这天如果不吃饺子会冻耳朵的。"毛毛抢着说。

"我只知道'冬至饺子夏至面'这个说法，我姥姥告诉我的。"林夏夏小声说。

他们的讨论终于引起了田小七的注意，他不紧不慢地说："冬至是北半球各地一年中白昼最短的一天，我们国家不同地方在这天的传统饮食不完全一样，北方一般吃饺子、喝羊肉汤，南方是有吃汤圆的习俗。"

"那你知道我们北方为什么要吃饺子、喝羊肉汤吗？"小茯苓一看田小七加入了讨论，立马来了精神。

"好像是和一个古代人物有关。"田小七一边回答，一边皱着眉头想着。

"是医圣张仲景！"小茯苓得意地说，她总算是能说出一个田小七不太清楚的知识了。

"对，对，我想起来了，是张仲景。"田小七笑着说，"没想到小茯苓你对传统文化知道得还挺多呢。"

"这也是昨天我爸爸给我讲的。"得到了田小七的赞许，小茯苓反而有点不好意思了。

"你看过那么多课外书，还知道有关张仲景的其他故事吗？"小茯苓又问道，她也的确是对张仲景很感兴趣。

"我还知道他写了一部书，叫《伤寒杂病论》。"田小七回答。

小茯苓说："对，我爸爸桌子上就一直摆着《伤寒论》和《金匮要略》两本书，他说这是《伤寒杂病论》在传承过程中被分成的两部分。"又有了一个能和田小七讨论的话题，这让小茯苓相当兴奋。

"我还知道'坐堂医'这个说法也和张仲景有关呢。"田小七想了想说，"传说张仲景曾经做过长沙太守，但他仍想用自

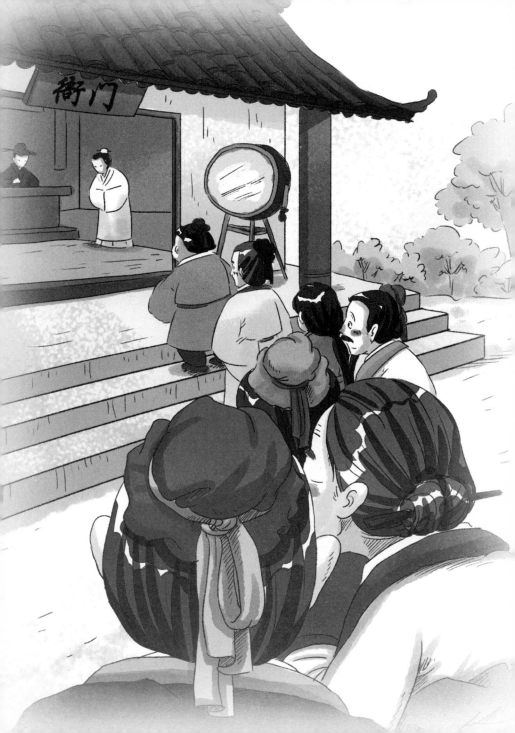

己的医术，为百姓解除病痛。于是他就想了一个办法，择定每月初一和十五两天，大开衙门，不问政事，让有病的百姓进来，他端端正正地坐在大堂上，挨个仔细为百姓诊治。他让衙役贴出安民告示，告诉老百姓这一消息。他的举动在当地产生了强烈的震动，老百姓无不拍手称好，对张仲景也更加拥戴。时间久了便形成了惯例。每逢农历初一和十五的日子，他的衙门前便聚集了很多来自各方求医看病的百姓，甚至有些人带着行李远道而来。后来人们就把坐在药铺里给人看病的医生，通称为'坐堂医'，用来纪念张仲景。"

田小七的话让小茯苓对张仲景的故事更感兴趣了，张仲景简直就是男神一枚呀，怪不得爸爸一有空就要翻看他的书呢。

"当然，现在也还无法证实张仲景是否做过长沙太守，但这并不妨碍人们对医圣的崇敬之情。"严谨的田小七补充说。

林夏夏的烦恼

　　林夏夏今天情绪明显不高，还不时地叹口气。

　　放学后，小茯苓和林夏夏、田小七、毛毛走在回家的路上。

　　小茯苓看着林夏夏苦着的一张小脸，问："你今天这是怎么啦？"

　　林夏夏回答说："最近，我奶奶好像被骗子给盯上了。"

　　"啊？！什么情况？"小茯苓瞪大眼睛问道。田小七和毛毛也凑了过来。

　　"前些天，我奶奶每天都会特别高兴地拿回来几包面条，说是早上出门锻炼的时候碰到人说，只要听一会儿健康讲座，就可以每人领两包挂面。她和一起锻炼的老姐妹一起去听的。"

　　"后来又领过两天鸡蛋。奶奶每天可高兴了，说能免费听讲座，还能领奖品。她每天早上都要准时去报到。"

"可是昨天，奶奶带回来一兜子什么保健品，这次可是花了好几千块钱买的，说是讲座老师说的，能治高血压、糖尿病、高血脂什么的，平常每天吃的药都不用吃了，只吃这个保健品就行。"

"我听见爸爸妈妈悄悄说，奶奶上当了，那根本就是没有任何质量保证的三无产品，奶奶却要停了平常吃的药，只吃这些，那怎么行呢？"

"而且，我奶奶说今天还要再去买，说是听过讲座的，这三天购买可以打五折，便宜好几千块钱。爸爸妈妈怎么劝她都不听，非要再去买。"

"现在这些骗子真是太可恶了！专骗老年人，我真想揍他们一顿。"毛毛愤怒地挥了挥拳头。

"你应该让你爸妈报警，把这些骗子都抓起来。"田小七说。

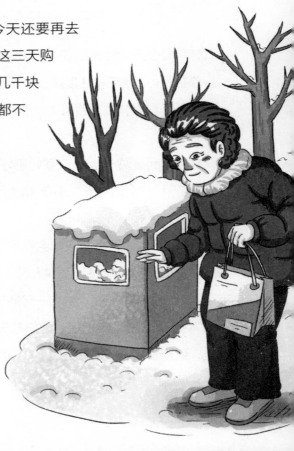

　　"他们就是每天早上在一个临时搭建的棚子里，搞个所谓的讲座，一会儿就撤了，有时候在早市，有时候在锻炼的路上，报警可能也不好抓。"林夏夏苦恼地说。

　　"明天是周末，要不咱们先跟着奶奶去看看什么情况，然后再商量下一步怎么办吧！"小茯苓骨子里的冒险精神又开始萌动了。

　　"这样不会有什么危险吧？"林夏夏犹豫地问。

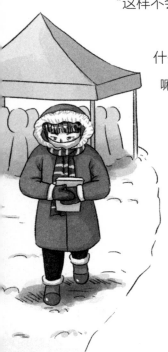

　　"没事，咱们先悄悄看看什么情况，又不干什么，应该没什么危险，实在不行咱还可以跑嘛。"毛毛对这种有点刺激的事情最热心了。

　　"嗯，咱们可以先不打草惊蛇。"田小七看来也想参加。

　　"那好，咱们就约好明天早上七点到林夏夏家门口，悄悄地跟着她奶奶去看看。"小茯苓一看大家都想去，底气又足了不少。

　　大家又七嘴八舌地讨论了一会儿，之后就各自回家了。

清晨的骗局

　　心里总想着第二天早上的约定，让原本一到周末就爱睡懒觉的小茯苓兴奋得天还没亮就起床了，这可真是破天荒第一次。

　　因为是周末，爸爸妈妈也都还没起床呢，小茯苓随手拿了一个面包塞到背包里，就悄悄出门了。

　　"如果妈妈问起来，我就说早上出门去锻炼了。"小茯苓甚至都想好了回家之后应对妈妈"审问"的办法。

　　来到林夏夏家楼下，小茯苓看见田小七和毛毛也已经到了，毛毛还夸张地戴着个帽子和一个大口罩，就差再戴副墨镜了。搞得小茯苓差点儿没认出来。

　　"毛毛，你怎么把自己打扮像是要做贼似的？"小茯苓捂着嘴笑着说。

　　"这叫隐蔽，懂不？"毛毛眨着仅露出来的两只眼睛说。

正说着，单元门开了，林夏夏走了出来，她看见小茯苓他们赶紧跑过来，悄悄说："我奶奶马上就要下来了，我借口说要出去跑会步，就先出来了。"

四人赶紧到一边的拐角处躲了起来。不一会儿，单元门又开了。

"看，我奶奶出来了！"林夏夏说。

"走，咱们悄悄跟着奶奶。"田小七招呼大家轻轻跟上。

他们悄悄地跟在林奶奶后面，走了一会儿，就到了一个社区早市，路上林奶奶遇到了一个老姐妹，她们一起在一个小摊前停了下来。

小摊是摆在一个小店门口的，桌子上摆着一个电子血压计和一个小的血糖仪。一个瘦瘦的看起来很精明的男的一看见林奶奶她们，立马特别热情地招呼到："阿姨您来啦，快到里面来。"

瘦子一边拉着林奶奶她们往屋里走，一边说："过了明天，我们的保健品就恢复原价了，以后就不可能再用这么低的价格拿这么好的东西，您现在买真的是太合适了！"

小茯苓他们看着这个小店，也没有什么门头，看不出是卖什么的，很明显就是临时在这里设的摊。

看林奶奶她们和瘦子进了店里，小茯苓他们趴在门口悄悄往里一看，里面还有不少爷爷奶奶呢！一个戴着眼镜的胖胖的

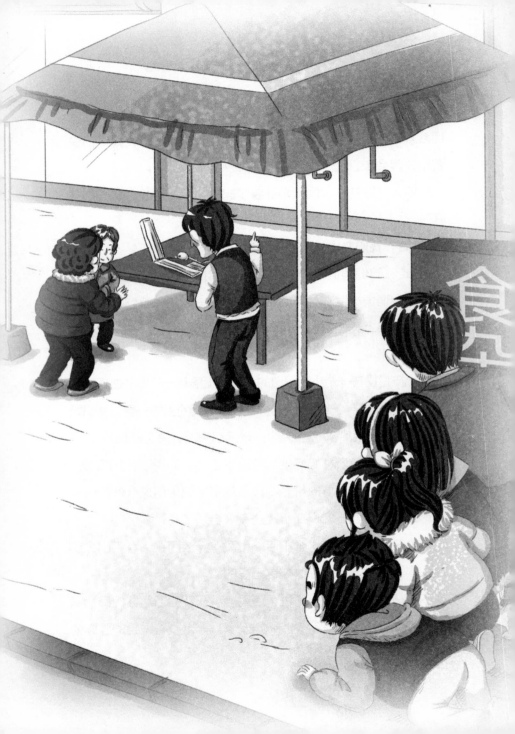

男的正在讲着什么，爷爷奶奶们都听得相当认真，桌子上好像还摆着一个牌子，写着什么博士，有点远，他们没看清。

"这肯定是个假博士，在这儿骗人呢！"毛毛愤愤地说。

果然，这个假博士讲了一会儿之后，就开始推销他们所谓的保健品。

"现在我们公司为了答谢忠诚的老客户，让利大酬宾，前三天特卖，只需3888元，您就可以把原价7688元一个疗程的保健品带回家。我们建议大爷大妈们至少持续服用三个疗程，可以轻松摆脱高血压、糖尿病等老年病……"

不少爷爷奶奶听到假博士的宣传，都开始掏钱要买。林奶奶更是已经走到桌子前面去了。

"奶奶，您不能再买了，他们都是骗人的，根本就没有这么神奇的保健品！"小茯苓一着急，推开门就喊了起来。吓得林夏夏一个劲地拽小茯苓的衣服。

瘦子和假博士听见小茯苓的话都往门口看过来，"小朋友，你怎么知道我的产品就是骗人的呢？"假博士笑着问小茯苓，眼睛里却带着一股凶光。

"我爸爸是医生，他说光靠保健品是治不了高血压、糖尿病这些病的，而且，你这产品根本就没有正式的批号，这不是骗人的又是什么呀？"小茯苓壮着胆子大声说。

听小茯苓这么一说，不少爷爷奶奶们开始仔细地观察手里的保健品。

"我们博士研制的产品是秘方，是在汉代张仲景经方的基础上，采用道地药材，经过现代最新的加工方法制成的，而且还增加了很多高科技的成分。批号正在申请，马上就下来了，现在是应广大患者的要求提前投放市场。"瘦子连忙说，"你们这些小孩懂什么？不在家里好好学习，跑到这里来凑什么热闹！"

但是很多已经买了的爷爷奶奶们开始怀疑了，有的嚷着要求退货。场面一时混乱起来。

突然，人群中冒出来两个彪形大汉，冲着小茯苓他们走了过来。

"不好，咱们快跑！"田小七喊了一声，拉着小茯苓他们就跑。

那两个人也追了出来，小茯苓他们拼命地跑着，路上还故意拐了好几个弯，钻了几个小胡同。

跑着跑着，小茯苓突然发现离自己家已经很近了，她灵机一动，说："先去我家吧，咱们进了小区，门口有保安，那两个人不敢追进来的。"

他们四个拼尽力气冲进了院里，那两个人果然看见门口的保安后就没有再追进来。

终于可以喘口气了，毛毛一屁股坐到了地上，林夏夏都快哭出来了，田小七也喘着粗气说："小茯苓你刚才太冲动了，咱们不是说好了不打草惊蛇的吗？"

"不好意思啊，我刚才就是看那个假博士在那忽悠，眼看那么多爷爷奶奶要上当，我一着急就……没忍住。"小茯苓也有些后怕地说。

"要不咱们先去我家歇一会儿吧，现在出去，万一那两个人还没走，就麻烦了。"小茯苓建议说。

"也只能这样了。"田小七说。

"我出来得急，早饭都还没吃呢，饿死我了！"毛毛坐在地上捂着肚子说。

"我腿都发软了，吓死我了，走不动了……"林夏夏带着哭腔说。

最后大家一致决定先去小茯苓家躲一躲。

又穿越了

看到小茯苓他们进来，爸爸妈妈被吓了一跳。

"小茯苓，你什么时候出去的？我以为你还在睡觉，正打算叫你起来吃早饭呢。"妈妈端着一盘包子问道。

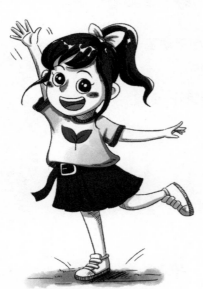

"那个，老师说冬天应该加强锻炼，所以我们约好一起出去跑步了。"小茯苓搬出早就想好的理由。

"嗯，对，体育老师还说要考 400 米跑呢。"田小七他们也赶紧附和。

"阿姨，这包子我能吃一个吗？跑步消耗能量有点大……"

毛毛看见包子，口水都要流出来了。

"这孩子，怎么不能啊，想吃几个都行。小茯苓，赶紧带同学们洗洗手，就在咱家吃早饭吧。"妈妈热情地说。

"妈妈，我们拿着包子回我房间吃行不？要不他们会不好意思的。"小茯苓一边说着，一边朝林夏夏使眼色。

林夏夏本来就惊魂未定，所以现在不用装，脸就特别红，她明白小茯苓的意思，相当配合地低着头玩着手指头。

"那好吧，你们就回房间吃吧，一会儿再出来端点粥喝。"妈妈倒是没怀疑什么。

小茯苓他们端着一盘包子赶紧回了房间，一关上门，大家就横七竖八地躺到了床上和地上，真是都吓坏了。

一会儿，毛毛坐起来抓起一个包子，三两口就吃光了，又抓起一个正往嘴里塞着。

突然，传来一束耀眼的光，毛毛顺着光看过去，指着床头挂着的玉佩，口齿不清地说："小茯苓，你的床头上这是挂了个什么呀？好刺眼！"

小茯苓歪头一看，原本一直静静挂在床头上的玉佩又晃了起来，中间的圆孔发出耀眼的光，形成一个越来越大的光环。

田小七和林夏夏也站了起来，愣愣地看着这神奇的玉佩。

"不管你们信不信，前天，我从这里穿越回古代了。"小茯苓说。

　　"穿越?"其他三人不可置信地看着小茯苓,但眼前这个"光环"却是大家都能看到的,小茯苓不由自主地伸手摸向玉佩。

　　突然,里面好像有什么东西抓住了他们,"嗡"的一声,四人就被一股无形的力量给拽到光环里面去了!

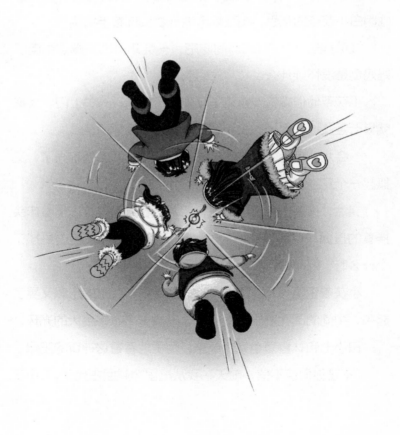

一顿得来不易的饭

小茯苓醒来时，已经不知道过去了多长时间。她坐起来，揉着眼睛，往旁边一看，田小七、林夏夏、毛毛还躺在地上没醒呢，小茯苓赶紧挨个把他们晃醒，毛毛手里还攥着那个包子呢。

四人茫然地环顾四周，他们好像是在一座古城里。

林夏夏本来就还没从奶奶被骗的事情里缓过来，再加上眼前这突如其来的一切，她愣在那里，眼泪在眼眶里打着转，眼看就要掉下来了。

毛毛倒是从来忘不了吃，低头看见手里的包子，立马就塞到了自己嘴里，含糊不清地说："咱们怎么一下子就到了拍古装戏的地方了？"暑假爸爸妈妈带毛毛去旅游，曾经参观过影视拍摄基地，所以眼前的一切看着有点眼熟，但感觉又不是太

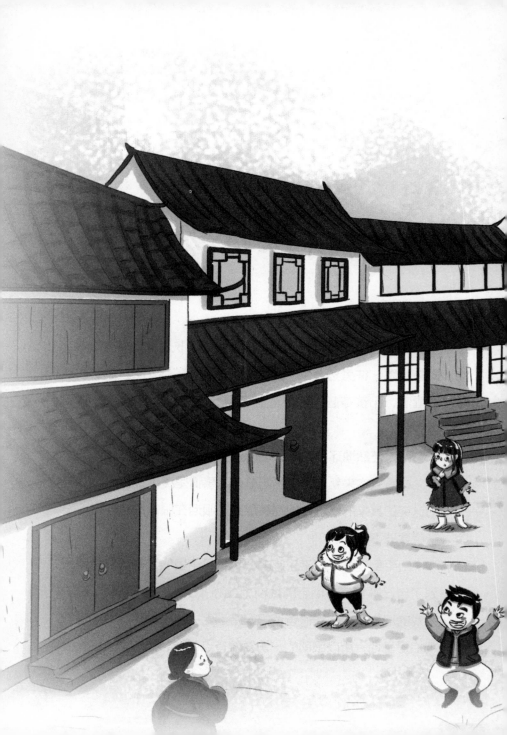

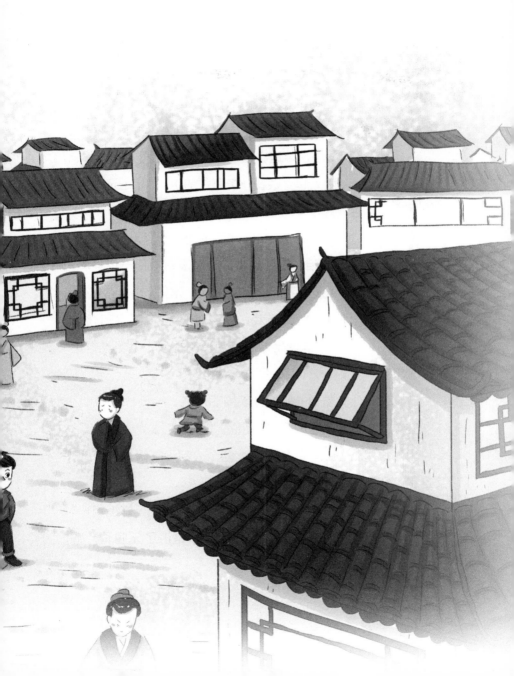

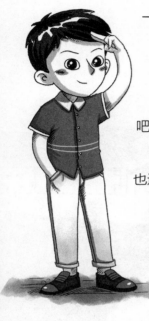

一样。

"看这建筑，有点像汉代的风格，难道是三国城？"田小七也揉着眼睛说。

"咱们找找看能不能出去，先回家再说吧。"小茯苓这次很镇定地建议道。

四人起身顺着一条路往前走，可是走了很久，也还是没能走出这座古城。

"难道咱们真的是穿越回古代了？"

"咱们走了这半天，既没有看见一位导演，更没有看见一台摄像机，这里的人也都不像是在演戏，你看他们连妆都没有化。"

毕竟是曾经参观过影视城，毛毛难得理性地分析了一下。

这个现实让林夏夏的眼泪彻底掉下来了。

四个人慢慢开始意识到了问题的"严重性"。

因为很早就出门"盯梢"了，四个人都没来得及吃早饭，又走了这么远的路，都感到非常的饿。

"要不咱们还是先找个地方吃点饭填饱肚子吧，好饿啊！"毛毛摸了摸自己的肚皮，好像那两个包子是进了无底洞，感觉胃里还是空空的。

于是大家又振作起精神，开始沿路找能吃饭的地方，找了很久，却并没有找到饭店。

他们又走了一会，小茯苓看到一座木房子，上面写着两个古字，里面好像有人坐在那里吃饭。

"什么……舍？"小茯苓连蒙加猜地念着。

学霸田小七说："应该就是客店之类的地方吧。"

既然是客店，应该就能有吃的吧，先进去看看再说。小茯苓一边想，一边带头走了进去。

一个店小二打扮的人迎了上来，看见他们四人的打扮愣了一下。"几位小客官，您是打尖呢？还是住店呢？"

"这是什么意思？打什么尖？"小茯苓自言自语。

"小娃儿你说的什么？你是哪个当官人家的孩子吧？听不懂我们山野的话。"店小二说。

"他应该是问咱们是只吃饭呢，还是也住店的意思吧。"学霸田小七又解释了一下。

"我要一笼包子，再来一盘酱牛肉。"毛毛还在回味小茯苓妈妈的包子呢，来到了这个环境，突然间对电视剧里经常看到的大侠们大碗喝酒、大块吃肉的豪情很是向往。

店小二一听，吓得面如土色，"客官，您可小点声！朝廷严禁私宰耕牛，这要是被人告了那可是充军流放的大罪，万万使不得啊！所以我们这里又怎么会有牛肉呢？"

"要不我们来四碗西红柿鸡蛋面吧。"小茯苓想起了妈妈经常给她做的早餐面条，说，"咱们简单点，西红柿鸡蛋面好消化，对胃也好。"

"西什么鸡蛋？"店小二的脸上写满了大大的"问号"，很是不明白的样子。

"小茯苓，面条要到宋朝才能会做呢。而且西红柿是美洲货，清朝末年才传入我们国家。估计你要的'西红柿鸡蛋面'，现在他们只能有鸡蛋。"田小七说。

"馒头包子什么的也得等到蜀汉诸葛丞相伐孟获时才有，现在他们也没有。"

"好吧，看来咱们只能吃白饭了。"毛毛吧唧着嘴很无奈地说。

"你们不会只提供白米饭吧？总得有个什么炒菜就着吃吧？"毛毛很不甘心地问。

"有黄米饭和蒸饼，可炒菜又是什么？我们只有烫菘（sōng）菜。"店小二很无语地看着他们。

博学的田小七想了想，又给大家解释道："我猜可能是铁锅到宋朝后期才能生产，所以没法炒菜。而且炒菜要用菜油，菜油得等到明朝后期普遍种植油菜花以后才会有。"

"那不是还可以用花生油吗？"毛毛对吃的东西一向异常感兴趣。

"花生可是美洲植物，哥伦布发现新大陆以后才开始传播的，直到乾隆末年，花生都还十分罕见，所以在这个年代应该是没有花生的吧。"田小七说。

"算了，你们这里有什么吃的就给我们随便来点吧。"田小七无奈地说。

"好嘞，几位客官请稍等，饭菜马上就来。"虽然感觉有点奇怪，但店小二还是很麻利地去准备了。

走了这么长时间，大家都感觉又累又饿，他们在一张空桌子旁边坐了下来，无奈地等着不知道会是什么样子的饭菜。

最后，小茯苓他们四人饭只吃到了蒸饼、小米饭盖肉酱。菜呢，是烫荙菜，其实看起来就是水煮白菜。毛毛还要了汤，结果端上来一看，其实就是白开水。

"但这也总比饿着肚子强，而且按照某些养生专家的说法，这还是特别健康的烹调方法呢。"小茯苓乐观地安慰大家，也算自我安慰吧。

　　他们都没注意到，在一个角落里，有一位正在吃饭的人，一直在关注着他们。

偶遇爸爸的偶像

这得来不易的一顿饭吃完后，四个小伙伴面临着一个很严重的问题，他们身上没有钱，那这饭钱该怎么付呢？

小茯苓想起了把他们带到这里来的玉佩，这应该是他们身上唯一值点钱的东西了。

小茯苓一咬牙，把玉佩拿出来，说："要不我把这个玉佩压给店小二吧，等我们有钱了再来取。"可是又好舍不得，毕竟这是一直挂在自己床头上的，而且说不定还要靠它再回去呢。

"那怎么行呢，万一我们一时半会找不来钱，这玉佩拿不回来，咱们怎么找回去的办法呢？"田小七摇着头反对。

正在他们左右为难的时候，那位一直在关注着他们的年轻人走了过来，帮他们付了饭钱，然后带他们来到了一处院子。

这位好心人对小茯苓说："我帮你们付了饭钱，这个玉佩可不可以让我看一下？"

小茯苓他们还没有从这一连串的事情中缓过神来，一个个目瞪口呆的，小茯苓傻傻地把玉佩递了过去。

他们看着这位好心人，绝对可以用帅来形容，清秀的面容，一双眼睛炯炯有神，嘴上挂着淡淡的微笑，身穿干净整洁的青色外衣，脚上一双黑色靴子。他好像特别关心拿着玉佩的小茯苓。

"感谢先生刚才出手相助，请问您是？"还是田小七最先恢复理智，很有礼貌地问道。

"在下张机，字仲景，敢问几位来自何处？"好心人拱手回答，并说出了心中的疑问。

"张仲景！""张仲景！"小茯苓和田小七几乎同时喊了出来，把大家都吓了一跳。

"就是那个医圣张仲景吗？我爸爸的偶像？！"小茯苓一时间难以消化这个让人震惊的消息。

"医圣？我吗？"张仲景也被小茯苓和田小七的反应搞得有些莫名其妙。

"是呀！先生，您在我们那个时代的名气可是如雷贯耳呀！您可是好多医生的偶像呢，包括我爸爸。"小茯苓一脸崇拜地说。

"偶像是什么？你们那个时代，又是什么时代呢？"张仲

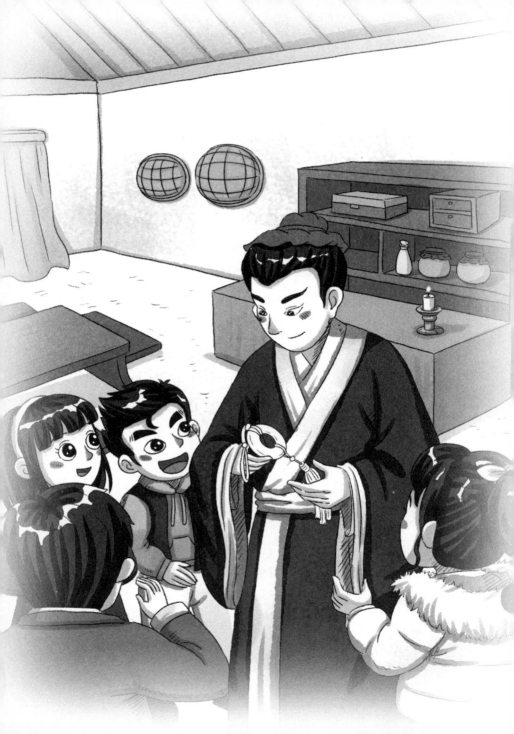

景还是一头雾水。

"唉！"小茯苓皱着小眉头叹了一口气："这就有点一言难尽了……"

小茯苓只好对张仲景简单地说了一下他们这一天离奇的经历。听完之后，张仲景也很是震惊，沉默了好一会，才说："你的意思是说，你们是从 1800 多年后的未来穿越回来的？通过这个玉佩？"

"嗯嗯，虽然我们自己也很难相信，但这是真的！"田小七很认真地说。

"在你们那个时代，我被奉为'医圣'？"

"是的，我从爸爸的书上看到过您的画像，但是比您现在要老多了，没有现在这么帅了。"小茯苓小声说。

"我也在网上和别的一些书上看到过您的画像，但应该都是您老年时期的。"田小七也想了起来。

突然，院门被推开了，进来一个七八岁的小男孩，圆圆的脸，大大的眼睛，身上背着一把弓，腰上挂着一个箭筒，手里提着一只野兔。

"先生，您看我打到了一只兔子，今天晚上咱们有肉吃了！"小男孩兴奋地举着手里的野兔说。

"咦！先生，这几个奇怪的人是谁呀？"看见小茯苓他们，小男孩的眼里充满了警惕。

"哦，我来介绍一下吧。这是山药蛋，他本来是猎户的孩子，一次随父母打猎的时候遇到了意外，跌下了山崖，我当时正好在山上采药，救了他，可惜他的父母伤势过重，都过世了。从那以后，他就一直跟着我了，他会点拳脚功夫，有时我上山采药，他还经常能帮上我的忙呢。"张仲景怜爱地摸着山药蛋的头给大家介绍。

"山药蛋，嗯……我该怎么解释呢？这几位哥哥姐姐是从很远很远的地方偶然间来到咱们这里的。"看着来自未来的几个孩子，张仲景也不知道该如何介绍他们。

"我叫田小七，山药蛋你好！"田小七最先反应过来，礼貌地自我介绍了一下。

"我是毛毛！"毛毛也大方地伸出了手。

"我是小茯苓。"小茯苓看着这个小男孩，觉得他好可爱。

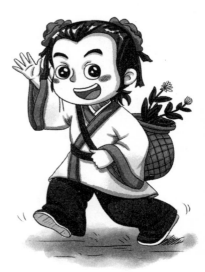

"我叫林夏夏。"林夏夏依然是乖乖女的样子。

在田小七的带领下，大家都纷纷地介绍了自己，互相认识了一下。

　　"要不我们就跟山药蛋一样称呼您为'先生'吧，可以吗？"田小七看向张仲景。

　　"好啊。我想你们突然间来到这里，应该也没有落脚的地方。如果你们不嫌弃，就先在我这里住下吧。"虽然很难以理解小茯苓所说的他们来到这里的方式，但张仲景还是决定先收留他们。说完，他就和山药蛋一起去收拾孩子们的住处了。

不一样的风寒

晚上，经过这一天惊险的遭遇，疲惫的孩子们很快就进入了梦乡。而在另外一个房间里，张仲景拿着小茯苓的玉佩陷入了沉思。

小茯苓正睡得迷迷糊糊的，突然听见林夏夏在哼哼，像是在哭。

"难道夏夏是正在做什么噩梦吗？"小茯苓用手推了推她，可刚一碰，却感觉林夏夏身上烫得很！小茯苓赶紧一咕噜坐了起来，摸了摸林夏夏的额头，再摸摸自己的额头，果然，林夏夏发烧了。

另一边，田小七也醒了，原来，毛毛也发烧了。

"要是我爸爸在就好了，每次我感冒发烧，他总是有办法能让我舒服一些。"小茯苓发现自己有点想家了。

"要不我们还是向先生求助吧，他不是医圣吗，办法应该更多。"田小七说。

正在沉思中的张仲景听到小茯苓他们这边的动静，赶紧过来看看。

"先生，毛毛和林夏夏都发烧了，怎么办呀？"小茯苓紧张地说。

"没事，别着急，我先看一下。"说完，张仲景开始给两个孩子诊脉。

"你们这一天之内经历了太多变故，又在地上躺了不知多长时间，是受了风寒。你们不用担心，我给他们弄点药，应该很快就能好的。"张仲景一边诊查，一边安慰着此时紧张得不行的小茯苓和田小七。

小茯苓见先生开始给林夏夏和毛毛配药，她好奇地凑上前去看。小茯苓虽然不认得太多中药，但她认得林夏夏的方子里有生姜和大枣，而毛毛的方子里有杏仁。两人的药是不一样的。

把两副药配好后，先生就让山药蛋拿去分别煎了。

小茯苓很好奇地问先生，为什么都是受了风寒，但给他们开的药却不一样呢？

"林夏夏的身体应该是一向比较弱的，现在她的脉象也比较弱，而且诊脉时摸着她手腕上有点潮。而毛毛身体相对比较壮实一些，热势也比较高，我听着他的呼吸声也比较重，脉象浮紧，皮肤也很干燥。他迷迷糊糊地说自己冷，全身疼得像是被人打了一顿似的。所以他们两人虽然都是感受了风寒，但却不一样，一个是风寒表虚，一个是风寒表实，是不能用相同的方子来治疗的。"

正说着，山药蛋已经把药煎好了，分别端了两碗药过来。

张仲景让林夏夏喝完药之后，又让山药蛋给她盛了一碗热粥喝，然后就让他们俩分别躺下了。

过了一会儿，毛毛出了一身汗，人也清醒了很多，自己说感觉好多了，身上不那么疼了，头痛也好多了。林夏夏也出了点汗，感觉舒服多了。一直处于紧张状态的小茯苓和田小七也终于放松了下来。

"哇！您真是太厉害了！太神奇了！每人一碗药，就把他们都治好了！"小茯苓一脸崇拜地对张仲景说。

见两个孩子都安稳地又睡着了，张仲景也松了一口气。

这时，他拿出玉佩问小茯苓："这个玉佩看起来不是什么贵重的玉石做的，但看你很珍视的样子，它是有什么特殊的来历吗？"

"这个玉佩是一直挂在我的床头上的。至于它的来历，让我想想……"小茯苓很奇怪为什么先生也会对这个小小的玉佩这么感兴趣。

"哦，我想起来了，这应该不是我爸爸妈妈买的，我记得我爸爸曾经跟我说过，这是他好多年前，有一次去河南农村义诊时，治好了一位老人的病，老人为了感谢爸爸，一定要送给他的。老人说这虽然不是多么值钱的玉石，但是好像挺有灵性的，要送给有缘人。爸爸说那时候我还很小，每当我哭闹的时候，只要一让我拿着这个玉佩，我就不哭了，小时候我还喜欢经常抓在手里拿着玩，所以后来爸爸妈妈就干脆把这玉佩挂在我的床头上了。今天我们在突然来到这里之前，这个玉佩就发出了奇怪的光环，难道真的是有灵性或是什么魔力吗？"小茯苓一边回忆，一边说着。

"今天多亏了先生，要不我的玉佩可能就没有了。"小茯苓满脸感激地说。

"没关系，那只是小事一桩，既然你们在有难处时让我遇上了，说明咱们有缘分。"

"现在离天亮还早呢，你再去睡一会儿吧。"

目送小茯苓又回房去睡觉后，张仲景从身后的架子上拿出了一个小木匣，打开后，里面放着一个玉佩，和小茯苓的几乎一模一样。

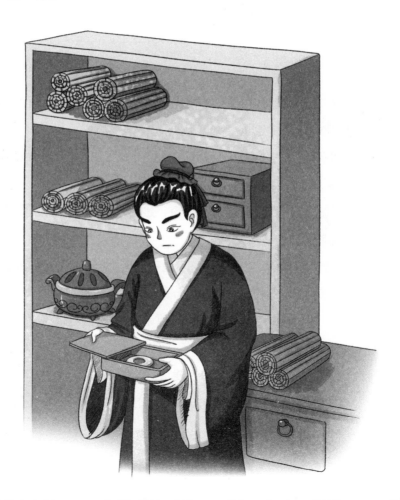

用针驱"鬼"

第二天早上，毛毛和林夏夏都感觉好多了，小茯苓和田小七也感觉神清气爽。

他们看见先生和山药蛋正在收拾一些工具和背篓，原来他们是要上山去采药。

小茯苓对采药也充满了好奇，她问："先生，我能跟你们一起去吗？"

"上山采药可不是去玩，还是有一定危险的，你确定要跟我们去吗？"张仲景问。

"没事，我可是女汉子呢！"小茯苓信誓旦旦地说。

"我也想去，我也想去……"田小七、林夏夏和毛毛也都对上山采药充满了向往，纷纷要求一起跟着去。

"好吧，那咱们就一起去吧。但山上不仅有药草，还有很多凶猛的动物和其他一些有毒的植物，你们要注意跟好我，别自己乱跑去危险的地方，更不要随便尝不认识的果子。"张仲景认真严肃地叮嘱他们。

"你们就看我怎么做，听我的指挥就行，我可是经常跟先生去采药的。"山药蛋仰着头骄傲地说。张仲景笑着摸了摸山药蛋的头。

大家又简单收拾了一下，就出发了。

走了一会儿，他们经过一处院子，院子的大门开着，院里院外的围着不少人。

毛毛好奇地凑过去看热闹。听见周围的人说，这家的女人最近被"鬼怪缠身"了，总是疑神疑鬼，一会儿哭一会儿笑，有点疯疯癫癫的。家人听信了巫婆的话，说她这是"鬼怪缠身"，要请巫婆为她"驱鬼"，正在院子里摆场子为"驱鬼"做准备呢。

毛毛又从人群缝里挤到最前面一看，院子里摆着一张桌子，桌子上摆着一些谷穗，有一个穿着黑衣红裙的人，披着兽皮，戴着面具，头上插着羽毛，嘴里面念念有词。那位被"鬼怪缠身"的病人也被绑在院子里。

毛毛又很快从人群缝中挤了出来，把里面的情况告诉了张仲景，张仲景听完后，决定要进去看一下。

观察了病人的气色和病态，又从围观的邻居口中听说了病人的有关情况，知道她七八天前曾经感染过风寒，有发烧的症状，张仲景心中就已经大致明白是怎么回事了。

张仲景走上前对病人的家人说："她根本不是什么鬼怪缠身，而是'热血入室'，她的病可以治好，而不应该在这'驱鬼'。真正的鬼怪是那些可恶的巫婆们，她们才是'活鬼'，千万不能让她们缠住病人，否则病人会有性命危险。"

"真的吗？"大家都对先生的话半信半疑。

"要不这样，让我试着治疗一下，如果治好了，我分文不取，你们以后也不要再疑神疑鬼的了。如果我没治好，你们再继续驱鬼。"张仲景的话中带着自信。

看张仲景这么有信心，那妇人的家人也就同意了，让张仲景先治治看。

张仲景看这妇人在发病的时候，总是用两手在捶胸，就查看了她的胸胁部期门穴附近，然后从身上拿出了一个针筒，取出一根较粗有棱的针在期门穴上轻轻地一点，结果妇人就流了不少的血，虽然看起来挺可怕，但很神奇的是很快这妇人就不再捶胸了，而且她也慢慢地有些清醒了。

"先生，您真是太厉害了，神医啊！"小茯苓真是对张仲景佩服得五体投地！先是两碗药分别治好了林夏夏和毛毛，现在，竟然又只用一根针就治好了看起来如此严重的疯病。

"这有什么呀！这种事情我家先生遇到的多了去了！"山

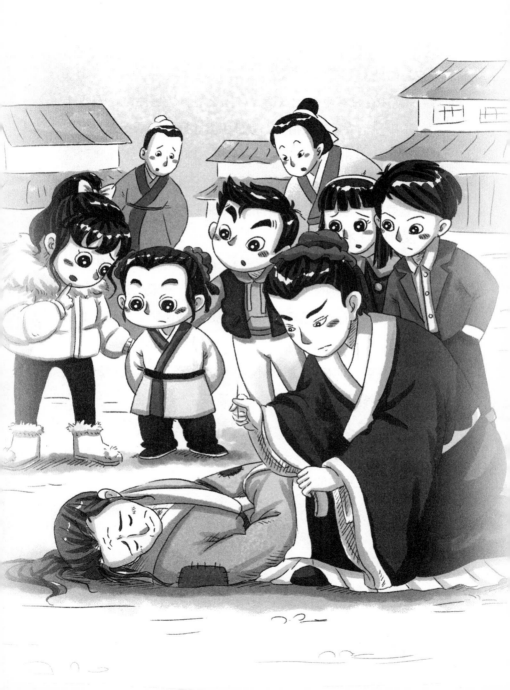

药蛋骄傲地说。

"现在有好多巫婆和妖道，趁人之危，坑害百姓，骗取钱财。不少贫苦人家有人得病，就请巫婆和妖道降妖捉怪，用符水治病，结果无辜地丢了性命，落得人财两空。"张仲景对这些巫术非常痛恨，"所以我每次遇到他们装神弄鬼，误人性命，总想着要阻止他们，并用治疗的实效来驳斥那些巫术，尽力劝人们要相信医术。"

正在小茯苓陶醉在喜悦、崇拜、成就感等复杂情绪中的时候，她突然在围观的人群里看到一双眼睛，一双闪着凶光的眼睛！小茯苓总感觉自己好像在哪里见过这双眼睛，却又一时想不起来。

"小茯苓，你在那发什么愣呢？快走了，咱们还得赶紧去采药呢！"林夏夏朝愣神儿的小茯苓喊了一嗓子。

小茯苓这才回过神来，赶紧跟着大家继续出发了。

一路上大家有说有笑，沿途风景也特别美，可是，小茯苓总感觉有人在跟着他们……

以毒攻毒

采药的路上虽然累，但充满了快乐。他们还跟着先生认识了很多草药，原来好多生活中常见的植物，采回去经过适当的处理，都是很好的能治疗各种病的药材呢！比如开着钟型紫红色花的地黄，还有看起来红红的很诱人，尝起来却又酸又涩还有个硬核的山茱萸……

"这个花好漂亮呀！"林夏夏停在几朵白花前，那花的确很漂亮，白色的喇叭形，中间还有紫色和绿色的芯，旁边还有像小桃子一样的绿色果实，果子的表面布满了刺。

"不能闻！"林夏夏刚要把鼻子凑上前去闻一闻花香，却被先生给厉声制止了。

"这是疯茄儿，花的确是很漂亮，但它却是有毒的，尤其是那些果子里面的种子。"先生看林夏夏被自己吓了一跳，耐心地给大家解释，"中毒后轻者会神志错乱，严重的会有性命之忧。"

"这好像就是武侠小说中常提到的能使人昏迷的曼陀罗花吧？"田小七说了一句。

毛毛一听这话吓得立马一下子跳开了，没想到他手里面拿的一根长树枝却不小心戳到了一个蜂窝，还好蜂窝不大，里面没几只蜂子，但毛毛的手背上也还是相当"幸运"地被蛰了两下，疼得他哇哇大叫。大家看着他又好气又好笑。

先生却没有笑毛毛，而是弯着腰在周围找了一圈，然后拔了一棵叶子像伞一样的草，揪下叶子，放在手里揉碎，敷在了毛毛的手背上。

刚才还喊着又疼又痒哇哇叫的毛毛突然安静了下来，"好神奇呀！竟然感觉不那么疼，也不那么痒了，有点麻麻的。"

"那我再多抹点。"毛毛一边说着，一边又从那棵草上揪下几片叶子，学着先生刚才的样子放在手里揉搓了起来，揉了一会儿，嘴里又叫了起来，"唉呦，手好麻！这是什么草呀？"

先生看着毛毛的样子，也笑了起来，然后又拿起刚才那棵草，大家这才注意到这棵草的根部很不一样，是扁圆形的，四周还生出一些白色的小疙瘩。

"这是天南星，它也是有毒的，但是也能治病，外敷能治蛇虫咬伤、消痈肿，内服能化痰、镇惊、祛风，但需要和生姜一起多煮一会儿，煮到不麻嘴了才行。"

"我光觉着麻了，都感觉不到疼和痒了，这不就成了'以毒攻毒'了嘛。"毛毛呲牙咧嘴地说着。

"呵呵，还真有这么点意思。其实很多药物都是有毒性的，但只要我们正确地利用它们，毒药真的是可以治病的。"先生一边笑着，一边把这棵天南星放到了身后的背篓里，然后带着大家继续向前走。

孩子们一边走，还一边给先生讲了一些现代的事情，如张仲景的医圣名气，当然也讲了打着他的旗号卖假药的骗子。

听了这件事情，先生很是气愤，"虽然我没想到自己在未来会有那么大的名气，但我可从来都不会骗人的！"

林夏夏更是一想起自己的奶奶就恨死了那些骗子，她特别担心奶奶如果只迷信那些假的保健品，会耽误了正常的治疗，损害了身体。

采药的间隙，大家围坐在一棵特别粗的参天大树下休息。

"先生，这棵树好高好粗啊！应该是一棵很古老的树了吧？"小茯苓好奇地问。

"嗯，这棵树应该是有很多年了，从我最初进山采药时，就听别人说过这棵古老的树的不少故事。"先生也仰头看着这棵古树。

　　"小茯苓，你说你们是通过那个玉佩来到这里的，是怎么过来的呢？那我是不是也可以通过玉佩去你们那个时代呢？如果我能去你们那个时代，我一定要亲自去拆穿那些骗子的谎言，不能让他们再败坏我的名声，更不能再让那么多老人上当受骗了！"

　　听了先生的话，小茯苓又拿出玉佩，仔细端量着，一会儿又好奇地把玉佩举起来对着从大树茂密的枝叶缝隙里洒下来的阳光，仔细地看着这玉佩的纹路。

　　突然，玉佩中心的光环又再次出现了！而且光环越变越大，先生和山药蛋都惊呆了，他们不由自主地走了过来，越走越近，最终走进了那里……

回到现代

再次醒来时，小苤苓发现自己躺在了自家小区花坛里的一棵树下面，其他人也都横七竖八地躺在自己的周围，他们竟然又回来了，还把先生和山药蛋也带回来了！

先生醒来后，被眼前的景象惊呆了！他抬头看着眼前一座座的高楼，还有变幻着不同画面的巨大的广告牌，里面竟然还出现了一些衣着很奇怪的人！

"难道，我是来到了地府吗？"先生满脸疑惑地自言自语。

"先生，这不是地府，如您所愿，您这是来到我们的时代了。"小苤苓已经被这一连串的事情搞得神经越来越强

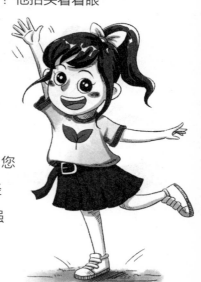

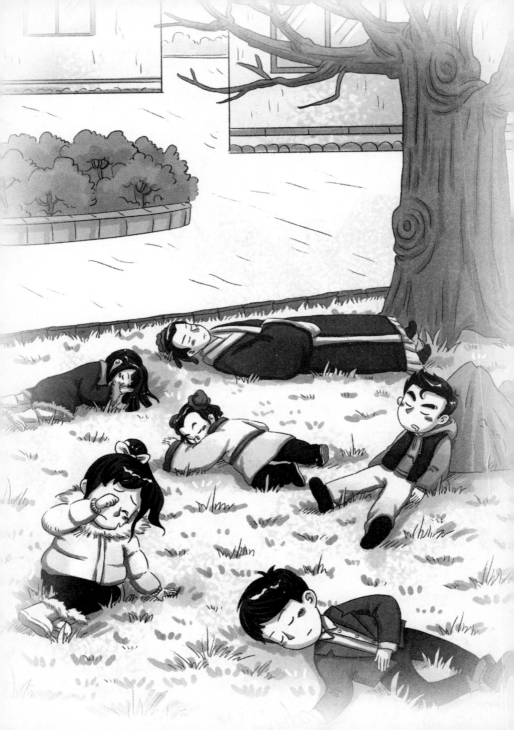

大，见怪不怪了。

"原来，未来的世界是如此这般奇特！"先生不停地感叹。

醒过来的山药蛋直接惊得愣在了那里，瞪着一双大眼睛，一句话也说不出来。

毛毛和林夏夏在发现自己又回来了之后，更多的是惊喜。

"小茯苓，现在咱们得想个办法，看看怎么安顿先生和山药蛋，我们总不能一直待在这花坛里吧？"田小七又是最先恢复理智，也提出了现在最关键的问题。

"是呀，我们该怎么办呢？"这个难题让小茯苓也很是头疼。

"小茯苓，你快看，那不是你爸爸吗？"毛毛突然指着不远处经过的一个人对小茯苓说。

小茯苓顺着毛毛所指的方向仔细一看，还真是自己的爸爸！同时，一个有点冒险的想法也闪现在了她的脑子里。

"要不我们让我爸爸帮咱们吧，先生可是我爸爸的偶像呢！"小茯苓对田小七说。

"这样真的行吗？叔叔会相信我们吗？"一向谨慎的田小七还是有点担心。

"现在顾不了那么多了，总之我相信爸爸肯定会替咱们保密的。再不决定，他就快要走出小区了。"小茯苓说完，就从花坛里跑了出去，赶紧喊住了爸爸。

"咦！小茯苓，你怎么会在楼下呢？你不是和同学们在房间里吗？"看见小茯苓突然出现在面前，邱爸爸很是意外。

"爸爸，这事情说来话长，以后我再慢慢和您说。现在我需要您帮个忙。"小茯苓抱着爸爸的胳膊说。

"什么事？"邱爸爸看着自己这个古灵精怪但也状况百出的女儿问。

"有那么一个人，您能不能帮他找个住的地方。"小茯苓一咬牙，说了出来，"他可是您的偶像哦！"

"我的偶像，谁呀？我可不像你们这些小孩子，整天这明星那爱豆的，我哪来的偶像。"邱爸爸没好气地轻轻点着小茯苓的脑袋说。

"您还别不信，真是您的偶像。"小茯苓一边说着，一边拉着爸爸往花坛这边走。

当看见花坛里的张仲景和孩子们时，邱爸爸愣了好一会儿。

"在下张机，叨扰了！"先生双手在胸前抱拳，做了个揖。

邱爸爸还没来得及回过神来，又被这个名字给猛地"震"了一下，一时都忘了该如何回礼。虽然难以置信，但先生身上的正气让他莫名地肃然起敬。

"叔叔，您一定要帮帮先生和山药蛋，万一让别有用心的人知道了先生的秘密，可能会出危险的。"田小七向邱爸爸简单地说了他们的经历，然后很诚恳地请求。

过了好一会儿，邱爸爸才从这一连串的震惊中缓过神来。

"这样吧，正好我今天要去郊区义诊，让先生和山药蛋跟我一起去吧，到了那里我再想办法找个住处，那边的老乡们都很淳朴，就算是发现先生有什么异常，也不会多想的。"

小茯苓这才想起来，爸爸每隔一段时间都要去不同的地方义诊，前几天好像还听爸爸和妈妈说起过周末要去郊区，还让妈妈帮忙准备了一些衣服和自己不用的书、玩具什么的要带给那里的留守儿童。

"爸爸，带我也一起去，行吗？"小茯苓晃着爸爸的胳膊撒娇地说。

"我也想去。"毛毛一听说要去郊区，就想到了无拘无束的撒欢。

"小茯苓，我也想去……"林夏夏小声说着。

"叔叔，您就带上我们吧，我们虽然不会给人看病，但肯定能帮上您别的忙。"田小七说。

"那好吧。幸亏因为要带不少东西，我提前租了一辆面包车，要不就算是我想带你们去，车里也坐不下这么多人呢！"邱爸爸看着孩子们渴望的眼神，笑着说。

"叔叔，这就是冥冥之中自有安排。"毛毛突然冒出的话惹得大家笑了起来。

快乐的义诊

去郊区的路上，坐在车里的先生和山药蛋一直都在被沿途的"现代"风景所震惊着。尤其是山药蛋，一路上小脸和手一直都"贴"在车窗上，几乎就没有"拿"下来过。

"现在的马车竟然如此神奇！不用马来拉，就能自己跑，还能跑得如此之快！"除了路上的风景，先生对自己正乘坐着的汽车也是啧啧称赞。

"不仅有不用马拉的车，现在还有特别特别大，都不用人来摇桨的船呢！"小茯苓对先生说。

"还有高铁，比这汽车可要快多了，能坐几百上千人呢！"

"还有可以带着我们在天上飞的飞机呢！现在从地球的这一端到另一端，只需要十几个小时就能到了，别提多方便了！"

大家七嘴八舌地跟先生说着现代的各种"高科技"。

邱爸爸一边开着车，一边暗中观察着坐在副驾驶座上的人，心想："或许，他真的是来自古代，毕竟现在有很多事情是暂时无法用现有的科学理论来解释的。"

一路上欢声笑语，不知不觉间，已经离开城市很远了，车子也变得越来越颠簸。

"难道坐着这个不用马拉的马车，还能再回到过去吗？"先生看着路边的景色逐渐从"现代"变换成了"古朴"的风格，不解地问。

"不是的，先生。虽然现代社会已经非常发达了，但也还是有些发展相对落后的地方，需要我们去帮助，去开发。"邱爸爸回答，"我们现在要去的就是一个比较贫困的村子，因为环境、交通等原因，一直没有得到很好的发展。年轻人都不愿意留在家里而去外面打工了，村子里大部分都是留守的老人和孩子，一旦生病，就医很不方便。所以我和几个医生朋友只要有时间，就经常去村里看看他们，算是尽自己的一点微薄之力吧。"

听了邱爸爸的话，先生投来了赞赏的目光。

说话间，车就已经开到了村口。已经有不少老人和孩子们等在那里了。

一下车，孩子们就围了上来，老人们也都拉着邱爸爸问长

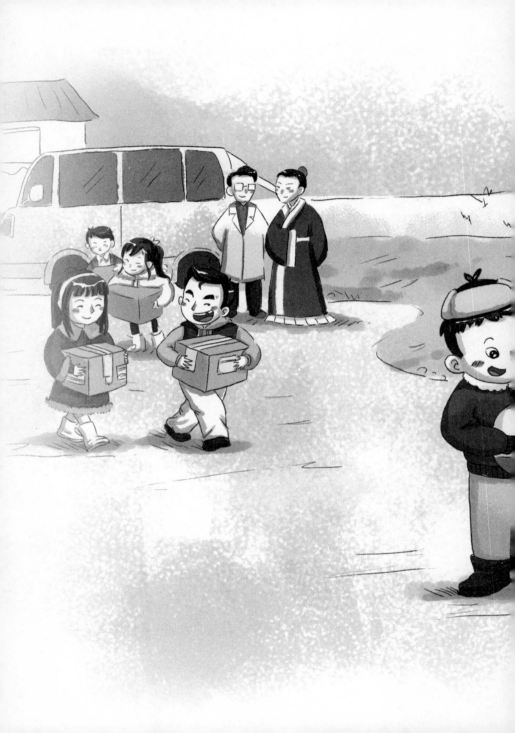

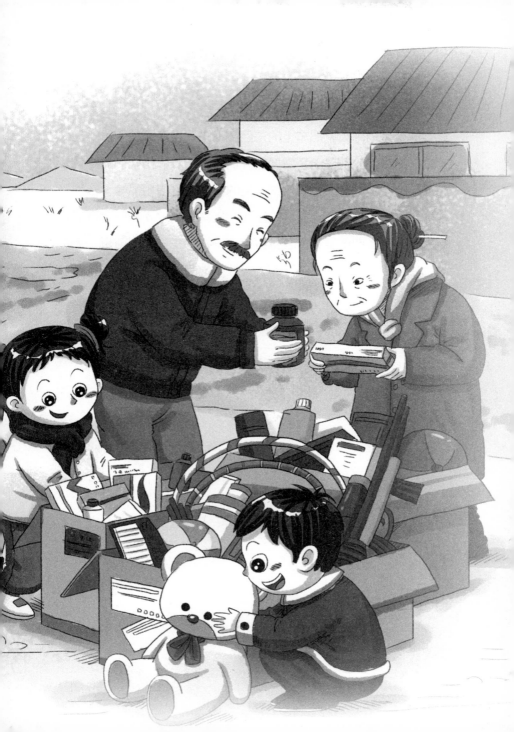

问短，没有一点陌生的感觉。

　　邱爸爸招呼大家把车上的东西搬下来，小茯苓他们也一起帮忙，把东西分别送给了需要的人们。有给爷爷奶奶们的止咳梨膏、暖手暖腰宝，也有给孩子们的衣服、学习用品等，各种各样，孩子们拿着自己喜欢的东西，兴高采烈地凑在一起互相交流着什么。即使看见穿着打扮很不一样的先生和山药蛋，大家也只是多看了几眼，并没有人去好事地问东问西。

厉害的景大夫

看东西都分得差不多了，邱爸爸开始给几位身体不太好的爷爷奶奶们诊病。先生也很自然地参与了进来，有时，他用随身带的针给病人简单治疗一下；有时，就给病人开个药方，而且他开出来的药方更加的巧妙，连邱爸爸看了之后都频频点头，也对先生更加刮目相看。

诊病的间隙，邱爸爸感慨地对先生说："在这种就医不太方便的地方，咱们的传统中医药就更加有优势了。您的医术真是太让人佩服了！"

正说着，老村长走了过来，对邱爸爸说："邱医生，麻烦您到村头的王奶奶家去看一下吧。王奶奶八十多岁了，儿女都出门打工去了，就她自己和十岁的孙女妞妞两个人相依为命。她身体一直不太好，前几天感冒发烧，现在感冒虽然好了，但这几天却一直便秘，我们都干着急，又不敢随便给她用泻药，怕她年纪太大身体太弱会受不了，但不用泻药，现在又因为大便不通，饭也吃不下去，身体更加虚弱了。"老村长叹着气说。

来到王奶奶家，诊查过之后，邱爸爸也皱着眉头仔细地考虑着到底该怎么用药，才能既给老人通便，又不再损伤老人原本就很虚弱的身体。

这时，先生想了一下，开口问道："老人家，不知家里是否有蜂蜜？"

老人摇了摇头。

老村长突然一拍额头，说："我家里好像有，您稍等一下，我这就回去拿。"说完就转身出去了。

过了一会儿，老村长果然拿着一小罐蜂蜜回来了。

"再找点木柴。"先生说。

"找木柴干什么？"老村长不解地问。

邱爸爸好像突然明白了先生的意思，问道："您是要用蜜煎导法吗？"

先生赞许地点点头："把这蜂蜜再熬干一些，做个药锭给王奶奶用，应该会有效果的。"

邱爸爸回头和老村长说了几句，老村长又出去了，过了一会儿，手里竟然拿着一个电磁灶和不锈钢的小锅回来了。

"这是去年我在外打工的儿子回来过春节时，给我带回来的，说让我们老两口可以用它煮个面条、熬点粥什么的，不用点柴火那么麻烦。你还别说，这东西还真是又快又方便。"

"我看王奶奶家里只有做饭用的铁锅，用来熬蜂蜜不合适，还是用这个更好一些，幸好老村长家里有。"邱爸爸一边说着，一边把蜂蜜倒进不锈钢的小锅里，把锅放在电磁灶上，找到了王奶奶家唯一的电源插座插上，打开了电源。

很快，就看见锅里的蜂蜜开始冒小泡泡了。

先生惊讶地看着电磁灶，嘴里不停地感叹："妙啊！妙啊！这可真是个宝物！"

邱爸爸又教先生如何调节火力大小，他很快就用熟练了。

蜂蜜熬了一会儿后，越来越稠，颜色也变深了，先生用筷子挑了一点放到凉水里试了一下，感觉可以了，就关了火。待稍凉，他将蜂蜜捏成了一个个手指粗细的长条。邱爸爸拿着一个小声对小茯苓说："药锭做好了，就像你有时发烧，妈妈给你用的退热栓那样，你帮妞妞一起给奶奶放进去，应该很快就会有效果了。"

果然，"药锭"进入肠道后，一会儿王奶奶就排了便。大便畅通了，热邪随着排出了体外，王奶奶的病情很快有了好转，也慢慢能吃进去一点饭了。

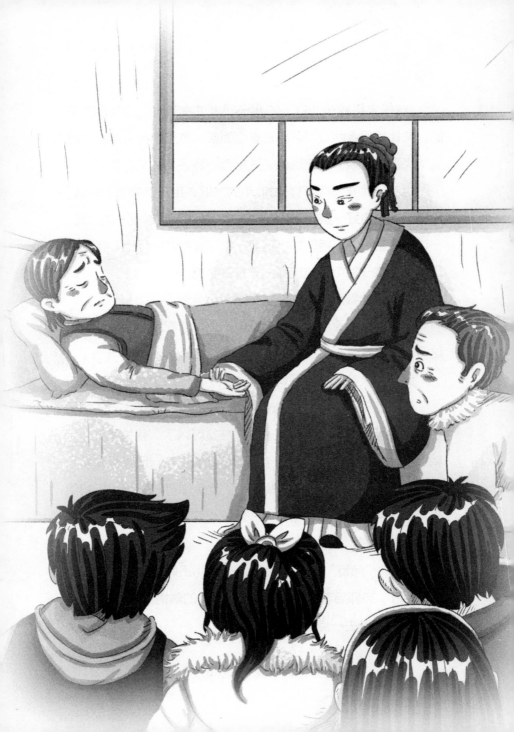

　　小茯苓发现先生总是能将生活中常见的一些食物、调料变成非常神奇的灵药。

　　随着先生又治好了几位老人的病，很快，村里就传遍了，都说这次邱医生还带来了一位景大夫，医术特别厉害，还不需要用太多的药，就能治好很多病。

　　经过这件事情，邱爸爸也越来越相信眼前的这位先生就是自己的偶像张仲景。邱爸爸在给老人们诊病的过程中，遇到自己把握不准的地方，也常向他请教，而先生给的建议又总能让他有种豁然开朗的感觉。这个神奇的事情也着实让邱爸爸兴奋了好一阵子。

　　晚上，在老村长帮忙安排的住处里，邱爸爸和先生讨论了好久，好久……

坏蛋又出现了

第二天，结束了义诊，邱爸爸想要在回城前顺路去一个药材交易市场看看。先生听说之后，也很想去见识一下"现代"的药材都是些什么样子的。

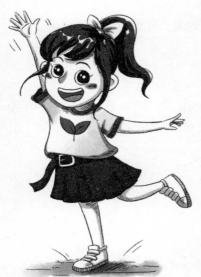

来到药材交易市场，一进大厅，先生就被这扑鼻而来的药香和眼前的景象给吸引住了。先生一路都很投入地看着各种药材，尤其对一些他之前没有见过的药材特别感兴趣。

小茯苓他们看着先生一边闻着手里的药，一边还不时地和爸

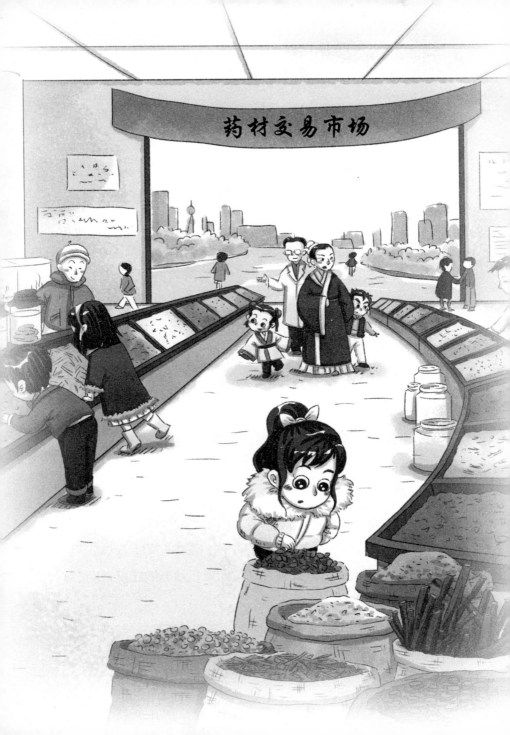

爸讨论着什么。的确，现在的药材品种之丰富，是汉代那个时期所无法比拟的。

田小七也是第一次见到这么多的中药，原来只是在书上看过，偶尔生病的时候也喝过中药，但还真没怎么见到过中药材进入药店之前的样子。

毛毛则是被一个卖动物类药的摊位给深深吸引住了，他看着一个个盘成圈的小蛇、蝎子、蜈蚣、知了猴的皮，等等，怎么竟然还有"臭大姐"？

"难道这些也都是中药？"毛毛疑惑地挠着头，自言自语地说。

"哈哈，这些当然是中药了，小伙子。"摊主笑着对好奇的毛毛说。

"这臭大姐可臭了！有时候家里偶尔飞进来一只，打死后清理的时候，我妈妈都要垫好几张卫生纸，还要洗好几遍手。这要是熬成中药，可怎么喝呀？还不得臭死了！"毛毛夸张地捂着鼻子一脸嫌弃地说。

"这个学名叫九香虫，能理气止痛、温中助阳。在做成药材时已经用酒或者开水处理过了，如果是炒制的还挺香呢。"摊主耐心地解释着。

"那这个知了猴的皮，也是中药？"毛毛简直是开启了"十万个为什么"。

"对呀，这个叫蝉蜕，能疏散风热、祛风止痒，还能明目退翳、息风止痉，作用可不少呢！"

"还有这个乌梢蛇，能祛风、通络、止痉，治中风、痹证的时候会用到呢。"摊主指着盘成光盘大小的蛇说。

可能这个时间点不是很忙，摊主特别耐心地回答着"好奇宝宝"毛毛的各种问题。

这时，邱爸爸接了一个电话，就先出去了，说过一会儿再回来接大家。

突然，小茯苓好像看到了一个熟悉的身影，总感觉在哪里见过，她悄悄拽了一下林夏夏，指着那个人说："夏夏，你看那个人，怎么这么眼熟呢？看着不像好人。"

林夏夏顺着小茯苓的手看过去，突然捂着嘴小声说："我想起来了，这不是那个卖假药的瘦子吗！"

"对！我也想起来了，就是那个骗子！"小茯苓睁大了眼睛说。

"这个坏蛋出现在这里，说不定又要干什么坏事呢！"林夏夏一想起奶奶上当受骗，气就不打一处来。

"你们在说谁呀？什么坏蛋？要干什么坏事呀？"小茯苓和林夏夏的嘀咕声也引起了山药蛋的注意。

"我们发现了那个卖假药的坏蛋，就是骗林奶奶的那个人。"小茯苓小声地对山药蛋说。

"咱们悄悄跟着他，他来这里，不知道又要干什么坏事，不能再让他去骗别人了。"小茯苓义愤填膺地说。

"这样会不会太危险了？万一他还有同伙呢？"林夏夏担忧地说。

"咱们只是先跟着他看看什么情况，小心点不让他发现咱们就行，说不定咱们还能找到这些假药骗子的'老窝'呢！如果发现他有同伙，咱们就找警察叔叔来抓他们！"

"没事，我来保护你们！"山药蛋挥了挥小拳头，"他们破坏我家先生的名声，我早就想收拾他们了！"

虽然对山药蛋的拳脚功夫不是太有信心，但顾不得那么多了，小茯苓现在只想抓住那个骗子，不能让他再继续害人。

于是，三个孩子就悄悄地跟在了瘦子的后面，却忘了告诉还沉浸在药材世界中的其他人。

罪恶的院子

瘦子先是在几个摊位前转悠了几圈，和几个人聊了些什么，然后就出了药材交易市场。

小茯苓、林夏夏和山药蛋也悄悄跟着瘦子走了出来。

瘦子在路上走着，还时不时地回头看一下，吓得小茯苓他们一会躲到树后面，一会儿又蹲下假装系鞋带。虽然经过一番周折，但总算是没有跟丢。

走了好一会儿，瘦子一闪身就拐进了一条小路，然后进入了一片老旧的平房区，又七扭八拐地走了好一阵子，终于在一处破旧的院子门口停了下来，他左右观望了一下，才进入了院子。

躲在一处墙角后面的三个孩子听见院门关上的声音后，这才放松了一直屏住的呼吸。

"还好他没有发现我们！"小茯苓一边"安抚"着自己扑通扑通快要跳出来的心脏，一边小声地说。

林夏夏直接抱着自己的胳膊蹲在了地上。

就连看起来挺镇定的山药蛋的额头上也沁出了汗珠，大家都吓坏了！

小茯苓捂着自己的心口大口地喘了会粗气，然后小声说："咱们先不着急跟进去，先去门口观察一会儿，看看这院子里有什么动静。"

林夏夏和山药蛋也认同地点了点头，缓过劲来的三人开始慢慢地一步步向院门口靠近。

他们贴着墙小心翼翼地终于挪到了院门口，听见院子里好像有搬放东西的声音，还有不止一个人的说话声。

小茯苓壮着胆子趴到门缝上往里看，院子里面好像还挺热闹，有好几个人正在往一个个纸箱子里装着什么东西，装好后的纸箱被用胶带封好，搬到院子一角的平板车上摞起来，平板车上纸箱已经摞得很高了。

"老大，这批货一出手，咱们又能赚好大一笔，嘿嘿……"说话的人正是瘦子。

"现在的人越来越重视养生，咱们正好趁机多挣几笔，反正咱这药又吃不死人，这种一本万利的事情，不干那是傻子。"

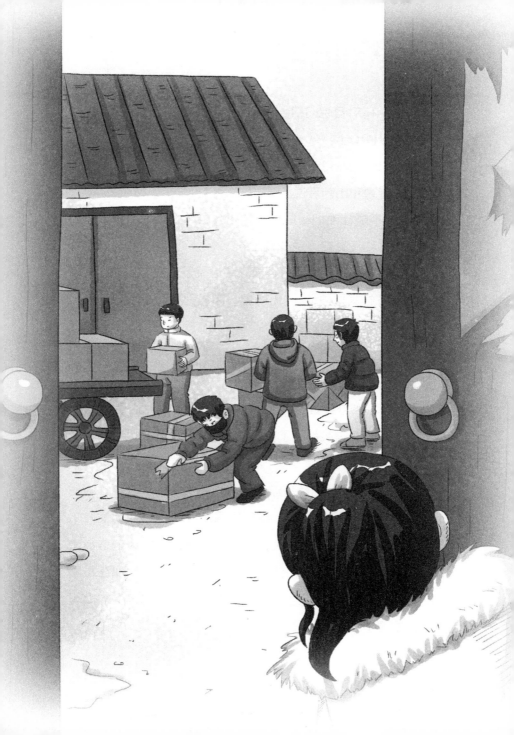

这个人虽然背对着院门口，但小茯苓从说话的声音能听出来，好像是那个假博士。

"他们果然又在这里造假药，想继续骗人！"小茯苓回头小声对林夏夏和山药蛋说。

"一定不能让他们得逞！"林夏夏虽然心里害怕极了，但心里的愤怒和正义感还是占了上风。

山药蛋更是摩拳擦掌打算直接冲进院子里去了！

小茯苓赶紧拽住他，"山药蛋，你先别冲动，咱们都是小孩儿，这里面还不确定有几个人呢，光是院子里我能看见的就有四个人了，咱们冲进去是打不过他们的，说不定还会被他们给抓起来，那就麻烦了！"

"那要怎么办？难道就这么眼睁睁地看着他们造假药骗人？"山药蛋气得脸都红了，攥着拳头，咬着牙，腮帮子一鼓一鼓的。

"要不这样吧，山药蛋你和林夏夏在这里悄悄守着，看他们还有什么进一步的行动，我赶快回刚才的药材市场找先生和田小七他们，人多力量大，咱们的胜算也还能大一些。刚才咱们跟得急，也忘了和他们说一声，说不定他们现在正着急地到处找咱们呢！"经过几次冒险，小茯苓的应变能力可是大大提高。

　　"小茯苓，你自己也要小心啊！"林夏夏担心地说。

　　"嗯，我会的，放心吧，我可是女汉子呢！山药蛋，你可一定要保护好林夏夏，千万别冲动啊！"小茯苓在回去之前，又再三叮嘱了愤怒的山药蛋。

　　但他们没想到的是，眼前的院子里，一场阴谋正在向他们一步步靠近。

山药蛋遇险

　　药材市场上，先生和田小七、毛毛他们真是急坏了！怎么一眨眼的功夫，三个孩子就不见了呢？

　　三个人正焦急地在市场里四处寻找着……小茯苓突然出现在了他们面前。

　　"小茯苓，你跑哪儿去啦？可急死我们了！"毛毛最先跑过来拉着小茯苓问。

　　"我……"小茯苓还没来得及开口。

　　"小茯苓，既然咱们是一个团队，那就应该有团队的集体精神，你这样一声不响地就单独行动，万一走丢了怎么办？遇到坏人怎么办？"莫名的担心让田小七也变得唠叨了起来。

　　"对不起大家，我下次一定先打招呼……"小茯苓想想也有些后怕。但现在顾不得那么多了，她现在只想让大家赶快去那个院子里阻止那些坏蛋继续骗人。

"小茯苓，林夏夏和山药蛋呢？他们两个去哪了？"一直沉默的先生突然开口问。

"他们……他们正守在坏人的院门口呢！"小茯苓一着急，都有点语无伦次了。

"什么？守在坏人的门口？！在哪儿？"先生一听，更加着急了。

"走，你赶快带我们过去，咱们边走边说吧。"田小七建议。

路上，小茯苓跟大家简单说了偶然看见卖假药的瘦子，以及三个人跟踪瘦子，发现他们造假药的院子的情况。

先生一边听着，一边加快了脚步，脸上的表情也越来越凝重。

"就在前面了，拐过弯去就是那个院子。"小茯苓突然压低了声音，"我们不敢随便进去，就让山药蛋和林夏夏先在这里盯着，我回来报信。"

四人下意识地放轻了脚步，悄悄地从墙角向右看过去，院门口依旧安静，可是，却不见了山药蛋和林夏夏的影子，他们去哪儿了呢？

"他们俩人呢？"小茯苓慌了！

"说好了让他们在这里守着的，难道是山药蛋没忍住冲进去了？"小茯苓急得眼泪都快下来了。

"山药蛋这孩子的确是有些拳脚功夫，可就是太冲动，唉……"

先生正想说什么，突然听见墙角的一堆杂物好像动了一下。

"谁？！"小茯苓吓得汗毛都要竖起来了，毛毛也一下子蹦起来躲到了田小七和先生身后。

正在大家都高度紧张的时候，杂物后面安静了一会儿，又有了窸窸窣窣（xī xī sū sū）的声音。

先生和田小七慢慢地靠近，毛毛也跟在后面，还不知从哪里捡了一截木棍抓在手里壮胆。先生走过去，猛得掀开了盖在上面的一块破油布，毛毛闭着眼举起木棍就要往下打。

"毛毛，等一下，先别打！"田小七突然抓住了毛毛手里的棍子。

大家仔细一看，原来是林夏夏躲在油布下面的一个大筐里。

小茯苓和田小七七手八脚地把林夏夏拉了出来，一向爱干净的夏夏现在灰头土脸，很是狼狈。

一看是自己熟悉的人，林夏夏"哇"的一声哭了出来。

毛毛赶紧上前捂住了她的嘴，"小点声！我说林大小姐，我们都还没有嘲笑你现在的样子呢，你哭什么呀？"

"夏夏，山药蛋呢？他去哪了？"小茯苓在那堆杂物附近一边找一边问。

"山药蛋被坏人抓走了……"林夏夏一边吸着鼻子，一边小声说着。

"小茯苓走了没一会儿，院子门开了，可能是里面的人想把装好的假药运出去，山药蛋想阻止他们往外运，结果被他们发现了，他为了保护我，让我藏起来，自己把坏人引开，后来我听见他好像被抓住了，可能就关在这个院子里。"林夏夏越说越伤心，眼泪忍不住又流了下来。

林夏夏的话让大家的心都揪了起来。

院子里，山药蛋被反绑在一把椅子上，脸上是很不服气的表情。

"放开我！你们这些卑鄙小人，要不是你们使诈，怎么可能抓得住我！"

"小东西，你最好给我老实点，惹恼了老子，有你的苦头吃！"瘦子说着狠狠地打了山药蛋一巴掌，血从山药蛋的嘴角流出，半边脸很快就肿了起来。

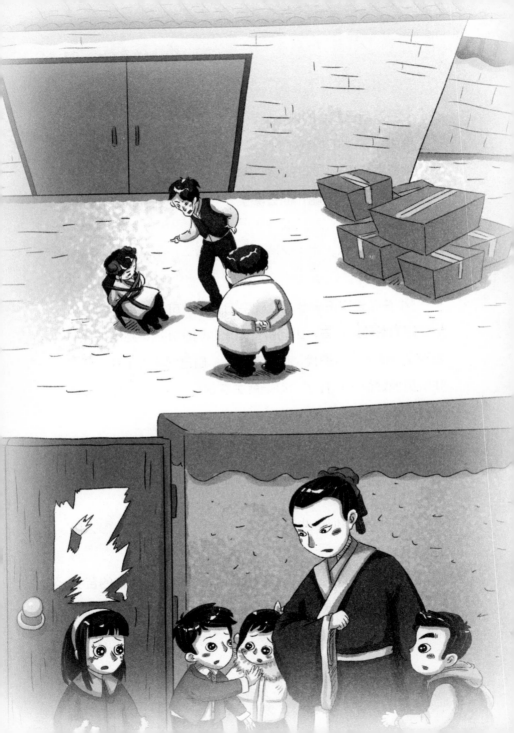

"呸！"趁瘦子一不留神，山药蛋吐了他一脸血唾沫，"你们造假药骗人，还破坏我家先生的名声，我不会放过你们的！"

"嘿，我看你个小东西是活腻歪了，还敢吐我。"瘦子抬起手就要继续打山药蛋，假博士却拦住了他。

"对待小朋友要客气一点，别这么粗鲁。"假博士一边说着，一边走近了山药蛋，脸上挂着虚伪的笑。

"说起你家先生，我倒要问问你了，你和你家先生到底是从哪里来的？我看你们不像是本地人嘛。"假博士问。

假博士的问话反倒提醒了山药蛋，让他一下子清醒了。"不能让这些坏蛋知道先生的秘密。"山药蛋在心里暗下决心，也有点后悔自己刚才的冲动，差点就说漏嘴，把先生的古人身份给暴露了。

"我为什么要告诉你我们从哪里来？我们是不是本地人你管得着吗？你们造假药害人，早晚会有人来收拾你们的！"山药蛋试图转移话题，让他们忽略自己和先生的身份问题。

"老大，那帮小屁孩倒是没什么，不过和他们在一起的那个年轻人，有点奇怪，我总感觉他不是个普通人，可又说不上来是哪里不一样，听那村里人说他医术好像还很厉害。还有这个小东西，也和那几个孩子不太一样。"原来，瘦子早已经发现了小茯苓他们，也早就对先生和山药蛋的身份有了怀疑。说不定爸爸接的那个电话也是……

"查！让兄弟们好好查。如果他真是个来路不明的古人，咱们就用这个小孩当诱饵，想办法抓住他，让他用医术替咱们卖货赚钱，要是他不听话就干脆把这一大一小两个古人卖到M国的非常生物研究所，那咱们后半辈子也一样可以吃香的喝辣的，衣食无忧了。"假博士一边说，一边露出了贪婪的笑。

他们的对话都被门外的田小七听见了，他赶紧跑回胡同里，气喘吁吁地说："先生，您快躲起来吧！他们这次的目标是您，他们要把您抓起来，利用您赚黑心钱。"

"不行，我不能扔下山药蛋不管，自己去躲起来。"先生坚定地说，"咱们一定得想办法把他救出来，还不能让这些坏蛋的阴谋诡计得逞。"

"要不我们报警，让警察叔叔来把他们抓走吧！"毛毛挥着拳头愤愤地说。

"我们现在不清楚里面的具体情况，如果里面没有他们造假的证据，即使他们被警察抓走，关上一阵子放出来以后，他们还是会换个包装、换个地方继续害人的。"田小七认真地说。

"再说，我们不能让别人发现先生和山药蛋的秘密，如果警察来了，一查，先生没有身份证，是不是会比较麻烦呢？"林夏夏也担忧地说。

　　"如果能想办法把这些坏蛋引出这个院子，说不定咱们能有机会把山药蛋救出来。可是怎么才能让他们出来呢？"小茯苓扶着额头冥思苦想着。

　　大家在院子外面商量着对策，而院子里面的骗子们却更加的贪婪。

贪婪的假博士

　　"要是我们能搞明白他们是用什么办法穿越过来的，那咱们也可以古今随意穿梭，如果再能带回来点古代的东西，随便是个什么物件，拿到现在那都得是文物，值得可是大价钱啊！"瘦子兴奋地说着，心里越想越美，仿佛眼前就已经有了一座金山。

　　"嗯，这倒是个好主意。"假博士点了点头。

　　得到了"老大"的表扬，瘦子更加忘乎所以。他再次走到山药蛋面前，捏着山药蛋的下巴，强行把他的脸抬了起来，问道："说，你和你家先生是用什么方法来到这里的？"

　　"我如果告诉你，有什么好处吗？"山药蛋索性和瘦子周旋了起来。

　　"这个好处嘛……你想要什么好处？"瘦子问。

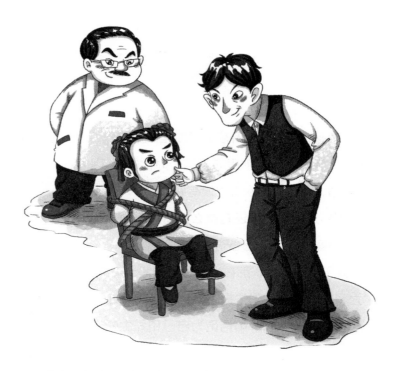

　　"我不想去什么研究所，我只想回家！如果我告诉你们穿越的方法，你们必须放了我。我才八岁，还有好多事情没有体验呢。"山药蛋开始假装和他们谈条件。

　　瘦子想了一下，说："行，只要能证明你的办法真的有效，我立马就放了你。"

　　"要想穿越，最关键的东西是一个玉佩，但这个玉佩现在不在我身上，而且也不是随便在哪里都能穿越的。"山药蛋想着先把这些坏蛋引出这个院子，之后总能想到逃走办法的。

"玉佩？什么样的玉佩？你小子可别想耍什么花样！"瘦子满脸狐疑地问。

"就是一个样子很简单的玉环，没有什么复杂的花纹，中间有一个圆孔，时空之门开启时会发出耀眼的光，变成越来越大的光环，我们就是从那里来到这个时代的。"因为真实见过玉佩的魔力，山药蛋的回答也很有底气。

"没想到这世上竟然还有这么神奇的东西！"虽然还是有所怀疑，但瘦子好像有些心动。

"玉佩不在你身上，那在哪里？"假博士突然开口问。

"为了安全，我和先生把它藏起来了，藏在了一个只有我们两个人知道的地方。"山药蛋为自己和先生的安全又增加了一个"筹码"。

"告诉我，你们藏哪儿了？"假博士虚伪的笑脸凑近了山药蛋。

"我也说不清楚那是个什么地方，但是我能找到。"山药蛋歪着头，眨着大眼睛说。

"你最好别玩什么花样！"假博士的笑中带着凶狠，转头对瘦子说："你跟着他去找。"

山药蛋的眼中闪过一丝不易察觉的暗喜。

解救山药蛋

"吱扭……"开门声让在旁边胡同里正焦急商量对策的小茯苓他们都停了下来，悄悄往墙角那边看了过去。

院门突然打开，瘦子推搡着山药蛋走了出来，拐向了另一个方向。

山药蛋趁瘦子不注意回头看了一眼，当隐约看到墙角的影子的时候，悄悄地点了一下头。

"他们出来了！"田小七回头小声和大家说着，"不过就只有瘦子出来，那个假博士应该还在里面。"

"这样吧，你们跟着山药蛋他们，看能不能找机会摆脱那个瘦子，把山药蛋救出来，我留在这里会会这个假博士。"先生突然说。

"那怎么行呢？他们正想抓您呢，您为什么要自己送上门去呀？"小茯苓焦急地问，不明白先生的心里是怎么想的。

"既然他们想利用我赚钱，那应该不会伤我性命。你们不用担心，正好我进去探探他们到底想干什么，还能拖住这院子里的其他人，不会再有人出来追你们。"先生已经下定了决心，催着小茯苓他们："快点悄悄跟上去，别跟丢了，你们都要注意安全，实在不行就找你爸爸和你们说的警察叔叔帮忙。"

小茯苓还想劝先生，但田小七阻止了她，"我们就听先生的吧，分头行动。"

"嗯，对，我们可以先去把山药蛋救出来，然后再叫邱爸爸回来帮先生。"毛毛说。

说完三个孩子就小心翼翼地朝着山药蛋和瘦子走的那个方向跟了上去。

目送几个孩子走了之后，先生整了整衣服，淡定地大步走向了这个破旧又充满着罪恶的院子。

当假博士看见站在院子中央的这位淡定从容而且气势不凡的人时，嘴里叼着的烟掉到了地上，要说不吃惊，那是假的，他怎么也没想到自己绞尽脑汁想抓住的人，竟然会自己送上门来。

"快！赶紧把院门关上，不，锁上！"假博士眼睛盯着先生，嘴里命令着一个手下，生怕先生会在自己的眼前突然消失。

"听说你正到处找我？"先生开口问了一句，好像周身都散发着一种不可侵犯的气场。

"呃……对！我是在找你。"不知为什么，一向趾高气扬的假博士在面对先生时，竟然感到一种莫名地"心虚"。

"找我有何事？"先生继续问。

"何事？哦，我想找你谈谈我们合作的事情。"这个"资深"骗子很快又恢复了狡猾的嘴脸。

"合作什么呢？"先生镇定地等着看他下一步的行动。

"听说先生医术高明，可如果只是偶尔地给左邻右舍的老头儿老太太们看点小病，我感觉这实在是埋没了先生高超的技术。"

"然后呢？"

"不如咱们来合作，你有技术，我有平台和资源，咱们一起挣大钱！"假博士试图用钱来诱惑先生。

说完，假博士就带着先生在各个房间参观起了他所谓的"资源"。

跟随着假博士的指引，先生看见在几个杂乱的房间里，散落着还很多没来得及包装的各种"名贵药材"和"保健品"，还有各种看起来非常精美的包装盒，有写着"美容养颜、时尚养生"的燕窝，"补气安神、益寿延年"的灵芝，还有写着"滋补珍品"的西洋参和冬虫夏草。但整个房间里却弥漫着一股刺鼻的味道。

　　先生指着随意扔在地上的一些药材说："灵芝可是很不容易采到的珍稀之物，你怎么可能有这么多呢？还这么随便地堆在这里。还有这不是桔梗吗？难道这祛痰利咽的桔梗，现在也成为你们口中的保健滋补品了？"

　　"哈哈，这，先生你就有所不知了。"假博士坏笑着说，"先生可能不知道还有一种东西叫树舌，把它稍微加工处理一下，再在表面刷上那么点东西，就和真正的灵芝非常像了。"

　　"还有先生说的这桔梗，我们可不是把它当作桔梗来卖的哦！用我们精妙的技术稍稍处理一下，它可就摇身一变，成了西洋参了，绝对可以以假乱真的！"

　　"还有这燕窝和虫草，都是我们用高超的技术'做'出来的，哈哈！"

　　"现在城里的人们日子过得越来越好，吃穿不愁了，就开始琢磨着怎样才能让自己活得更久、更健康，这几年'养生'可是个相当流行的话题呀！先生你说咱们如果不趁着这么好的机会多捞几笔，那岂不是太傻了吗？"假博士越说越得意，却没注意到先生脸上越来越愤怒的表情。

　　"你看你的医术那么好，有病没病的人都愿意相信你的话，

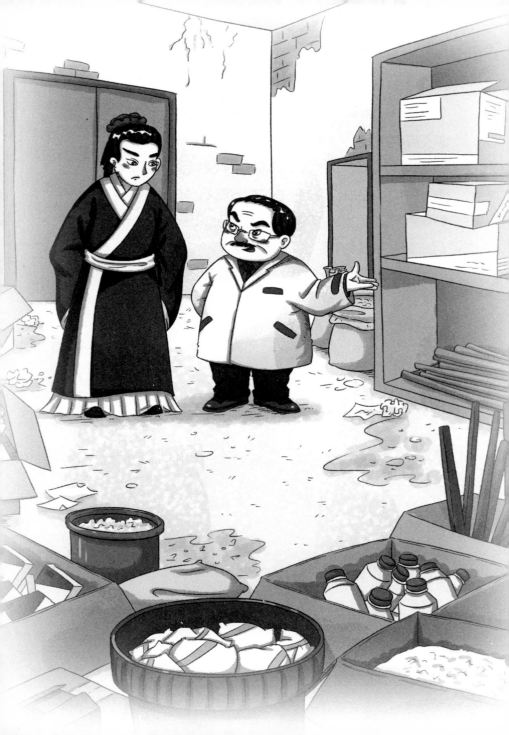

只要你稍微推荐一下，那咱们的这些名贵药材和保健品还不得供不应求啊？"

"住口！你们这些黑心的骗子，我是绝对不会帮着你一起骗人的！"先生气得打断了假博士的话，"只要让我碰见你们的假药，我就一定会揭穿，你休想让我和你们同流合污！"

"嘿！我说你可别敬酒不吃吃罚酒啊！我劝你最好老实乖乖地听我的安排，帮我卖货，我是不会亏待你的。不然的话，我不管你和那个小东西是从哪来的，我把你们俩卖到 M 国去，我一样可以赚大钱，哼！"假博士露出了阴险贪婪的本性。

先生不见了

　　正在假博士威胁先生时，突然，听见院子里传来了一阵打斗声，他从窗户往外一看，竟然是邱爸爸他们和警察进了院子，现在马上就要把他守在外面的手下给制服了。

　　原来，田小七在意识到他们可能摆脱不了这一切危险的时候，在跟踪山药蛋和瘦子的路上，就想办法求助了警察，小茯苓也悄悄用电话手表联系了爸爸，所以才顺利地抓住了瘦子，并且把警察们带到了这个造假的"老窝"。

　　假博士一看形势不好，突然扯下了墙上一幅巨大的画，竟然露出了一个小小的后门。正当假博士猫着他那肥胖的身躯想从这后门逃跑的时候，先生从后面猛得一掌打在了他的后脖颈处，假博士一阵眩晕，先生趁机用墙角的一根绳子把他绑住了。

　　先生又通过窗户看了看院子里的情况，然后低头走进刚才

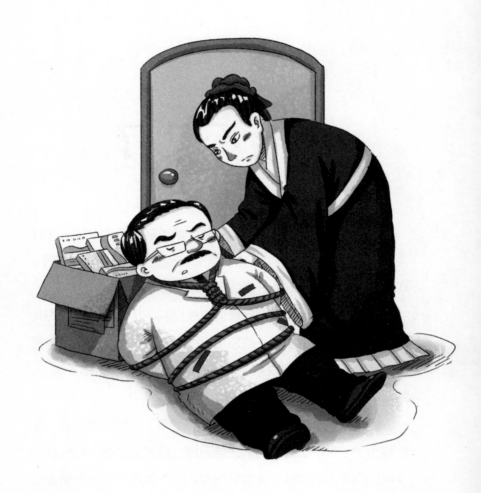

的小门，从这个房间里消失了。

　　这个造假害人的老窝终于被端了，骗子们也被警察叔叔带走了，几个孩子终于松了一口气。林夏夏也感觉自己终于能从奶奶被骗的郁闷中走出来了。

看着这满地的假药和假保健品，邱爸爸气愤地攥紧了拳头。

"这些人的良心真是被狗吃了吗？！造这些假药，赚黑心钱不说，不仅不能治病保健，还可能会害人。看来我以后要经常给病人们普及一些常识，还要提醒他们，不能随便买一些来路不明的所谓价廉物美的保健品，避免他们再上当受骗。"邱爸爸暗下决心。

"可是，先生去了哪里呢？"小茯苓环顾了一下四周，没看见先生。

怎么山药蛋也不知跑到哪里去了呢？小茯苓看着自己手里的玉佩喃喃自语着。

这是梦吗

在回城的车上，折腾了一天的孩子们都累得昏昏欲睡，小茯苓看着自己手里的玉佩出神，"难道先生和山药蛋是又回去了？可是玉佩明明在我手里呀，他们又是怎么回去的呢？"

半梦半醒间，小茯苓好像看见先生又微笑着出现在了自己的面前。

"先生，您去哪里了？"小茯苓喊着，但却感觉声音离自己很遥远。

"小茯苓，你一定要健康快乐地长大，我虽然不能继续留在这里了，但我的书，会永远陪伴着你们，守护你们的健康。"

先生的声音远远地传过来，但身体却在一点点变得透明，脸上带着温暖的笑，逐渐消失在了夜空中……

……

小茯苓再睁开眼睛时，发现自己竟然又枕着爸爸的《伤寒论》和《金匮要略》两本书睡着了，难道，这一切都是梦吗？

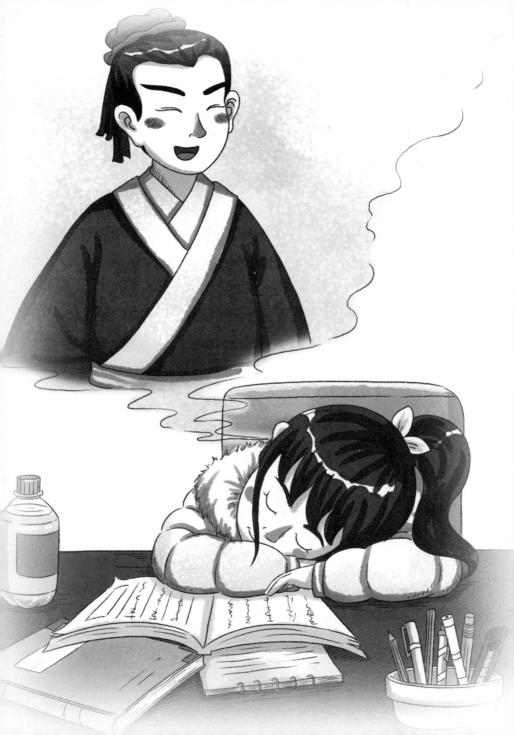

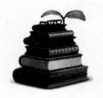

中医药知识小学堂

1. 传说中的中医四大宝典是哪四部著作

包括《黄帝内经》《难经》《神农本草经》和《伤寒杂病论》。在中国古代，学医之人必须先学这四部宝典，就像武侠小说中习武之人对《九阴真经》的崇拜一样。

但《黄帝内经》和《神农本草经》的作者却并不是传说中的黄帝和神农，而是很多有智慧的人通过不断尝试、不断积累和不断记载，才最终完成的。那为什么要用他们的名字呢？大概是因为黄帝和神农太有名了，以他们的名字命名两部著作，可以让两部著作流传下去，还有后人非常地尊敬黄帝和神农，想以此来纪念他们。

《伤寒杂病论》的作者是就是书中的医圣张仲景，仲景先生把他行医的经验都记录在书中。这本著作在流传的过程中被后人分成了《伤寒论》和《金匮要略》两本部分，分别成书。

2. 林夏夏和毛毛同样是发烧为什么治疗却并不相同

在书里，林夏夏和毛毛虽然晚上都发烧了，但是仲景先生给他们开的方子却各不相同，这是因为中医认为，每个人的体质不同，感受了病邪之气后，病情的发展不一样，表现的症状不一样，治疗的方法也就不一样，所以同样是感冒，先生开出了不同的方子。因为中医治的是人，重点是恢复人体功能的正常。

3. 传说中的毒药是什么

在西汉以前，古人把中药叫作毒药，所以有一种说法：是药三分毒。古人认为药都有偏性，用对了就是治疗作用，用错了就是毒性。比如在《神秘的仙草》中提到的人参，用对了，可以治病救人；但用错了，也会出现很多副作用，甚至能夺人性命。

现代人所说的毒药则与古人不同，指的是中毒剂量与治疗剂量比较接近，或者药物毒性对人体组织器官损害剧烈，可产生严重或不可逆的后果，这样的中药是毒药。但毒药使用得当，同样可以发挥作用。

如天南星有毒，但它也能治病，外敷能治蛇虫咬伤、消痈

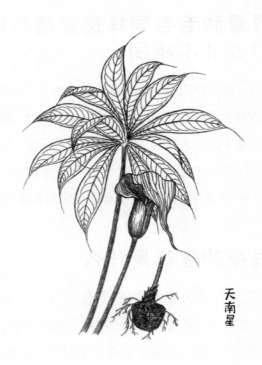

天南星

肿，内服能化痰、镇惊、祛风，但一般炮制后使用。所以文中先生说天南星内服时要和生姜一起多煮一会儿，煮到不麻嘴了才行。

4. 美丽但有毒的中药——曼陀罗

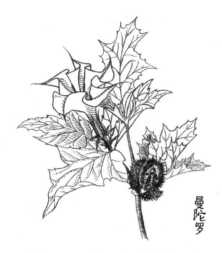

曼陀罗

自然界好像有一种规律，美丽之物常有致命之毒，就像越是漂亮的蘑菇越可能会有毒一样，而曼陀罗也正是印证了这一规律。曼陀罗花很漂亮，我国常见的以白色或微带淡黄绿色为多，另外也有紫色、蓝色、粉色等。曼陀罗花冠呈漏斗状，像一个个漂亮的喇叭。曼陀罗的果实是像小桃子一样的绿色果实，但表面布满了刺，而且以果实特别是种子毒性最大。所以书中先生制止了要凑上去闻曼陀罗花的林夏夏。中药洋金花就是白曼陀罗的干燥花，具有平喘止咳、麻醉止痛、解痉止搐的作用。

曼陀罗花、果实和种子都有毒，人们误服之后可能会出现声音嘶哑，说不出话，咽喉灼热，恶心呕吐，心慌，还可能导致狂躁，甚至出现幻觉等，严重的甚至会导致死亡。所以同学们如果看见漂亮的曼陀罗花和貌似可爱的果实，可不要随便去尝试哦。

5. 中药里的那些虫虫们

有些我们生活中会见到的虫子，如蜈蚣、蝎子、土鳖、蚂蚁、蟋蟀、水蛭、蜗牛、蚯蚓（中药里叫"地龙"）、蚕（中药里叫"僵蚕"）、螳螂卵（中药里叫"螵蛸"）等，也是中药中的虫类药。当然，有些我们通常所说的虫子，如蜈蚣、蚯蚓、蝎子、水蛭、蜗牛等，在动物分类学上并不属于昆虫纲，也不是生物学中严格定义的"昆虫"。

生活中的"臭大姐"也是一味中药，而且有个名字叫九香虫，这是为什么呢？因为九香虫在遇敌的时候会放出臭气，如果不小心碰了它，能在手上残留很长时间，所以又被叫作打屁虫、屁巴虫、臭大姐、臭板虫等。但九香

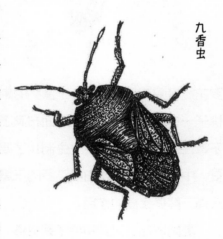

九香虫

虫作为中药使用时，有理气止痛、温中助阳的作用。当然就像书中摊主所说的，在用作药材时已经用酒或者沸水处理过了，如果是炒制的还挺香呢。

"知了猴"脱下的皮也是一味中药。这味药叫蝉蜕，又叫蝉退、蝉衣，不仅能疏散风热、祛风止痒，还能明目退翳、息风止痉。蝉蜕能配合治疗风热感冒和皮肤瘙痒，眼睛肿痛或有异物感时也可以使用。另外，它还可以用来治疗儿童抽风以及小宝宝一到晚上就啼哭不止。

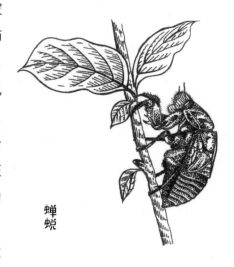

蝉蜕

（插图 陈晓萱）

图书在版编目（CIP）数据

神奇的古玉 / 李文华著.—北京：中国医药科技出版社, 2018.11

（中医药世界探险故事）

ISBN 978-7-5214-0438-8

Ⅰ.①神…　Ⅱ.①李…　Ⅲ.①中国医药学 – 少儿读物　Ⅳ.①R2-49

中国版本图书馆CIP数据核字(2018)第208144号

美术编辑　陈君杞
版式设计　大隐设计

出版　中国健康传媒集团│中国医药科技出版社

地址　北京市海淀区文慧园北路甲 22 号

邮编　100082

电话　发行：010-62227427　邮购：010-62236938

网址　www.cmstp.com

规格　880×1230mm $\frac{1}{32}$

印张　4 $\frac{1}{8}$

字数　60 千字

版次　2018 年 11 月第 1 版

印次　2024 年 1 月第 2 次印刷

印刷　大厂回族自治县彩虹印刷有限公司

经销　全国各地新华书店

书号　ISBN 978-7-5214-0438-8

定价　20.00 元